U0056876

市面上
買不到的好油

椰子油＋亞麻仁油＋橄欖油的超級配方

王康裕——著

周妙芳——審定

目錄

1 ONE 油安事件的真相

2 TWO

好油＆壞油的分辨

3 THREE

我的 3 好友（油）1 愛（咖啡）

4 FOUR

DIY 自己來

5

FIVE

歡愉椰子油見證篇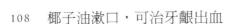

6

SIX

結語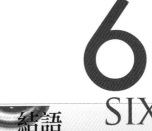

王老師私人小廚房（食譜篇）

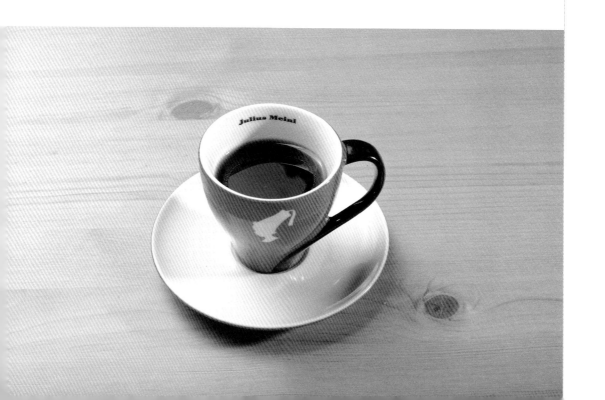

王老師的創意料理

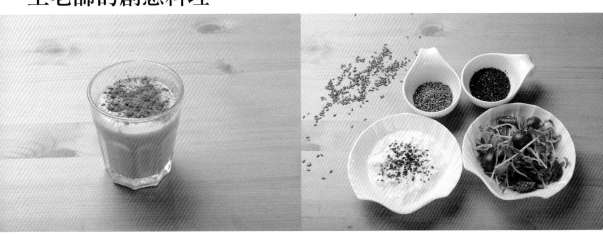

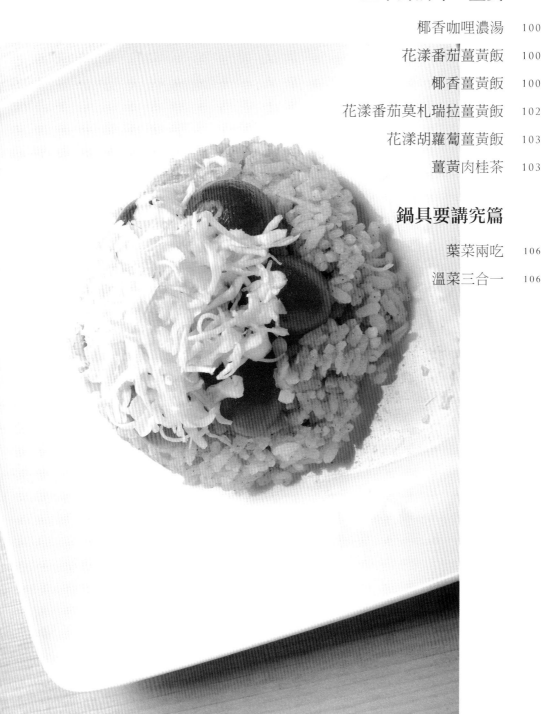

生命的調味：薑黃

鍋具要講究篇

前言

黑心油事件後，我陸續受邀在各地以〈食油危機，如何吃好油〉為主題，上課，演講，並趁機在中華大學、神采飛揚長青協會、社區大學，對學員做食用油的常識市調。本書的靈感來自於 103 年 11 月 24 日，應邀對中華大學教職員分享油安的心得，感謝保健組 陳逸蓁護理士的策劃與安排。

我遂以講義為背景，市調的結果為主軸，配合對應的食譜，整理成冊，內容簡單實用，希望能對這個看不見的黑心油充斥的時代，為無辜的消費者，給予明燈，有所幫助。

本人的成長過程，剛好是戰後美國式營養教育及食品進入的時代，市場上充斥著基因改造的植物油、反式脂肪，在醫學院求學期間，適逢美式速食、可樂導入，出來社會從事藥品推廣，頻繁的交際應酬，享受了過多的油膩飲食，在 50 歲出頭時，發現膽固醇及中性脂肪偏高，開始罹患恐油症，少吃油。60 歲不久後，膽結石發炎開刀，割除膽囊。總而言之，一輩子都是不懂油、吃錯油，直至校稿《神奇的肝膽排石法》一書後，發願潛心研究如何吃好油，開始閱讀了很多相關書籍，受惠最多的是德國生化醫學家，巴德維博士的名著：油脂溶入於蛋白質的食譜，亞麻仁油對心血管疾病、關節炎、癌症等慢性病的效果。美、加的油博士，伍德的暢銷書：油能殺人，救人，美國抗老化名醫裴禮康的永保青春，及至最近的椰子油權威，布魯士菲佛的暢銷書：《椰子油的妙用》。這幾年倡導閱讀養生，推廣低溫烹調，目前的血液檢查，膽固醇及中性脂肪的數字，已經可以到處炫耀了。

後學　王康裕 敬上

不吃藥最健康藥師 王康裕老師健康講座『食油危機，如何吃好油？』

　　有感於黑心油與食用油問題危害國人健康，11 月 24 日人事室與學務處衛生保健組舉辦技職員工名人健康講座，邀請素有不吃藥的藥師之稱，融合自然健康飲食與醫藥學常識第一人～王康裕老師主講『食油危機，如何吃好油？』，內容生動，精采豐富，同仁獲益良多，反應相當熱烈，深受佳評。王康裕老師承諾會繼續蒞校為健康養生開講，嘉惠中華。

　　王康裕老師於 59 歲時跨越健康養生到有機、自然、環保領域，投入「低溫烹調」及「閱讀養生」的研究與推廣，身為健康養生暢銷書作家並長期擔任出版社的義工，協助健康養生書之校閱、編著、審定、推薦及翻譯中、英、日文書籍，達 30 餘本，並招待國外醫學、專家作者的在台活動。

　　王康裕老師很重視此次員工健康講座，事先也前來場勘，拜訪劉校長。健康講座由廖學務長主持，王康裕老師以輕鬆活潑的方式詳盡剖析椰子油的妙用、亞麻仁油優點及食用油…的成分，更講述油脂先鋒德國巴德維博士，是生化醫學家，提名七次諾貝爾 所推薦養生之道，巴德維博士的重大發現：好油與好的蛋白質融合成水溶性的脂蛋白，浸潤在細胞的內外，活化細胞的電子與陽光的電子互動，「陽光是健康的原動力」，人體細胞可與太陽能的電子形成共振（或稱波動），因而發揮療癒的功效。若體內含有能與太陽能電子相同波長的物質越多，則共振效果越好，疾病自癒的效果愈佳。亞麻仁油是所有食物中含有能與太陽能電子產生相同波長最多的食物之一。故王老師以巴德維博士的處方，力行養生訣竅：早上補充亞麻仁油、自製無糖優酪乳、根莖汁並到戶外曬曬太陽，有益啟動身體的自癒力，讓健康、長壽、永保青春。

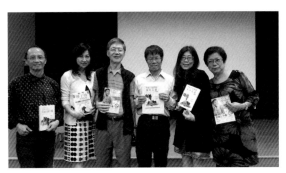
與主辦單位開心合照。

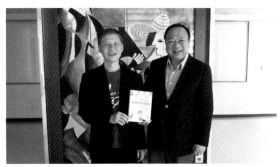
敬贈《椰子油的妙用》一書給中華大學時任校長劉維琪博士。

　　生動的健康講座中讓大家真正瞭解椰子油的妙用，不再誤解它，在層出不窮黑心油問題中，對在食用油中如何吃好油，有多一層的認識，在家內食一定要「好油、好鹽、好糖」，同時在消費時也能為自己與家人如何選購好油更為健康做把關。

　　王康裕老師秉持著個人醫藥專業背景與研究自然健康療法多年的經驗，如何透過健康飲食、作息等保有自身健康與活力。這對於目前處在食油與食安風暴中的大眾，是一大福音，就從現在起學習吃好油，改變食用油的方式，是最佳維持健康養生之道。

〈引用〉中華大學焦點新聞 104.12.02 新聞稿。

不務正業的學長

第一次遇見學長是在綠色大帝忠誠店的開幕餐會上，發現他對於養生保健有自己獨到的見解，並將自己多年所學運用於日常飲食及生活上。他吃東西的速度非常地慢，每一口都要細嚼慢嚥後才會吞下；每一道料理上菜時，會詢問服務人員，食材的來源及烹調方式，適合自己的會多吃些、不適合自己的則淺嘗即止。

學長的最愛是咖啡及衍生的咖啡淨化，曾多次分享他咖啡養生及肝膽排石法的經驗，也在許多演講會上像個老頑童似地，親身示範走路、敲背、脊椎保健等運動技巧，完全看不出他已是一位七十出頭的樂齡人。他最引以為傲的就是健康檢查報告，都沒紅字，所以更加深他對養生的自信，也更樂意與每一位朋友分享。

學長對自然食品業界的另一項貢獻是引入德國生化醫學家巴德維博士的亞麻仁油融合優酪乳的配方，他長期為出版社作免費志工，校閱多本有關油脂的暢銷書籍，如《頭腦好的人都喝亞麻仁油》、《橄欖油神奇健康法》、《油漱療法的奇蹟》、《椰子油的妙用》等；所以椰子油、橄欖油與亞麻仁油，自然而然地成為他的三好友（油）。食用油品風暴後，一般大眾對於油脂的安全更加重視，促使他以這三種油為背景，撰寫這本食油危機。本書以輕鬆詼諧、深入淺出的方式剖析油脂潛藏的風險及不同食用油脂的特色，讓讀者可以更靈活地運用在日常生活中。

在工作中，常有人問我，冷壓初榨的橄欖油是不是比較好？動物性油脂是不是比較不好？其實，選對油雖然重要，更重要的是「用對的方式」使用油。如果你花了很多的錢買了一瓶等級很高的有機初榨冷壓橄欖油，可是卻把它拿來高溫油炸，那麼油炸過程中產生的自由基及過氧化物質對

身體健康造成的危害絕對不亞於動物性油脂對心血管疾病造成的風險。在書中，關於這些日常生活中常被忽略的小細節，也多有著墨，時時提醒讀者。

學長為首屆台北醫學大學藥學系的畢業生，經常自嘲為「不務正業的藥師」，他從事藥業已經四十年，深知藥物的優缺得失，有感於唯有正確的飲食、運動與生活習慣的調整才是養生保健的重要基礎。希望藉由本書的發行，可以讓他的廚房三友（油）成為大家的好友，也希望學長可以永遠退而不休，繼續不務正業，造福更多的讀者。

臺北醫學大學保健營養學系
綠色大帝營養師　周妙芳

王老師的小廚房

　　王老師應邀前來老人社會大學演講時，經常會秀出一些他的創意料理，學員們都大開眼界，紛紛要求他能前來開設家庭小聚會，傳授他的無煙健康料理。前次上課，王老師談到納豆能夠改善口乾症時，給大家吃自製納豆優酪乳，許多原本不喜歡納豆口味的學員，也紛紛按讚，並且要求老師能再度開課授藝。王老師知道我最近在推廣枸杞，稍早傳給我枸杞優酪乳的成型照片，讓我看了流口水，看來要趕快開小班制囉！

　　王老師曾經在我的家庭教室裏，開了多堂料理課，給大家的印象是鍋具、食材、方法都很簡單，而且不用大費周章的清洗鍋具；王老師在《非常識低溫烹調》的書裏，調侃他的廚房是所謂的「懶人廚房」，這次出版社暱稱他的廚房為「小廚房」，真是貼切！據我所知，「懶人廚房」只用一種可以定溫定時（從65度～225度）的OEC鍋，小廚房則多了一種節能燜燒鍋，兩項簡單的烹調用具，就落實了王老師極力推薦的「食物不沾鍋，隔水蒸食」的料理原則，還可以同時做三種不同口味的優酪乳，真是「健康」和「方便」同時兼得的聰明料理模式！ 此食安問題猖獗的時期，

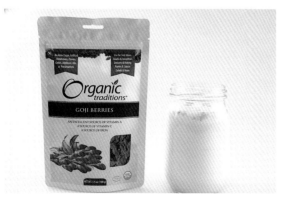
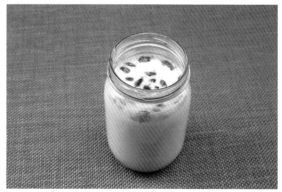

希望王老師所展現「小而美」的廚房，也能是讓大家樂於享受烹調、樂於享受健康的小廚房。

台北市老人社會大學、台北醫學大學、亞東技術學院樂齡大學、
南港老人服務中心快樂學堂＜身心營養與經絡保健＞課程講師
賴治丞　老師

如果想跟王老師學習怎麼做健康美食，請撥打以下電話
＜**賴老師的小廚房**＞聯絡方式：**03-2578-8716**

自製優酪乳造福大眾

王藥師與我都是不務正業的藥師，脫離本業後，一直致力於推廣不依賴藥物的健康生活。我們共同喜歡上晶華一樓的沙拉吧，它大部份是無毒有機的蔬果，因此經常會在那裡聚餐，與該餐廳的總監（Robin）成為好友，相互交換閱讀養生書籍的心得。

有一次在用餐時，王藥師秀出自製的枸杞優酪乳給我看，要我做為沙拉的淋醬。在享用美味之餘，我好奇的請教他，如何製造這種濃郁美味又健康的優酪乳。經王藥師一番解釋後，才知道這個秘訣，是以無糖豆漿及有機奶粉取代一般的鮮奶，與一般市售的優酪乳，看起來清清如水不一樣。一般市售的優酪乳在製造上需要添加糖、澱粉、膠質、甘油、奶油、香料等，最近媒體報導市售優酪乳的熱量超高，就是這些添加物在作怪。

正巧我公司有買一種初乳奶粉，含有豐富的免疫球蛋白 G 和乳鐵蛋白。愉快用完餐後，我請王藥師到公司來，給他一盒初乳奶粉，請他回去試做看看，如果成功，真的是造福大眾。當天晚上十點，接到了王藥師傳來的初乳優酪乳的照片及佳音：世界第一支初乳優酪乳，值得開發，成功了，好好慶祝一下。心想這位邁向 75 歲的自然派藥師，不只是不務正業，而且是典型的行動派樂齡達人。

優酪乳含油脂，在這個油安的時代，請大家也要關心市售優酪乳所含有的油脂品質。

優酪乳發酵，凝結成型的原理：牛奶中的乳糖因發酵轉化成乳酸，結合蛋白質，凝聚成型。

市售優酪乳蛋白質不夠，凝聚力少，所以必需添加澱粉、膠質。

自製花漾優酪乳濃郁綿密的秘訣：蛋白質含量多，卵磷脂乳化油脂的作用，發揮兩者的相乘效果。

高雄醫學大學藥學系、美國哈佛大學醫學院肥胖醫療訓練

人人體重管理基金會董事長

孫崇發　博士

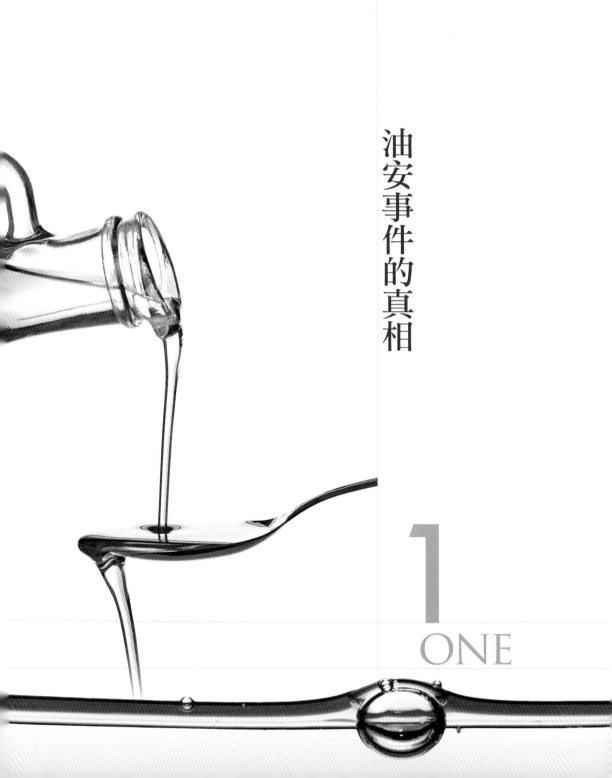

油安事件的真相

1
ONE

食油危機，如何吃到好油

這次的油安事件，涉及到的商家、黑心的商品，衛生單位都比上次複雜，連衛福部長都引疚辭職了。我也到處受邀，以「食油危機，如何吃到好油」為主題忙著上課，演講，趁機做了下列的市調。得到很多迴響，受益匪淺。

問卷調查（可複選）

1. **本次的油安事件我在哪些部分中標**
（1）外食。
（2）買到黑心油，在家裏烹調。
（3）零食。
（4）沒中標。

2. **我對低油的廣告訴求**
（1）同意。
（2）不同意。

3. **我接受的油教育是**
（1）飽和脂肪是不健康。
（2）不一定。

4. **我早就知道油與蛋白質的密切關係**
（1）知道。
（2）不知道。

5. （　　　　　　）是我家常用的油。

6. **我們家的烹調方式是**
（1）高溫。
（2）中低溫。
（3）視食材決定。

7. **我的 Omega-3 油脂來源是**
（1）魚油。
（2）亞麻仁油。
（3）無刻意補充。

8. **我的優酪乳是**
（1）外面買。
（2）自己做。
（3）不吃。

9. **我的早餐**
（1）自己做。
（2）外食。
（3）不吃。

10. **椰子油的許多好處**
（1）早知道。
（2）透過講座今天才知道。

受訪者基本資料

受訪單位	1. 中華大學教職員 2. 神采飛揚，長青協會會員 3. 南港社會大學
平均年齡	35-65 歲
受訪人數	共 248 人

測驗結果

1. 劣油事件，你受到傷害的品項？

   外食 39%，**家裏食用黑心油** 26%，**零食** 27%，**完全沒有** 8%。

2. 你常早餐外食嗎？

   50% **的人早餐都是外食。**

3. 優酪乳是否自行製作？

   8.8% **的人自己做，**91.2% **買外面的。**

4. 食物的烹調方式？

   用高溫烹調 48%，**用中低溫烹調** 31%，**視食材決定** 21%。

5. 家裏常用的油是哪種油？

   大部分都是橄欖油，其次是苦茶油。

6. 油的教育知識是否正確？

   80% **的人都認為飽和脂肪不健康。**

7. 是否同意低油的廣告訴求？

   大部份的人都同意。

8. Omega-3 油脂的來源為何？

   亞麻仁油 60%，**魚油** 40%。

9. 你明白椰子油的好處嗎？

   85% **的人透過講座才知道，**15% **的人早知道。**

在做完問卷後，我們可以大膽地推測，大眾對於油品的健康常識非常的缺乏，也有許多的錯誤觀念。本書的宗旨就是推廣對的食油觀念，推廣好油讓大家知道，不要再發生食油危機的問題了。

外食族的危機

從街上林立的餐館數量就知道，台灣人的外食頻率相當高。在三個受訪單位中，儘管年齡落差很大，但外食的比例卻差不多。

我原以為年紀大的族群應該都在家裏吃居多，因而好奇的與幾位年齡跟我相仿的樂齡族聊起這次的油安事件，才發現他們都還是中標了！大多數人外食的理由是口味變化多、方便、選擇性多。臺灣的外食文化融合著本土、大陸、歐美、和食，一向有美食天堂之稱，方便性更沒有話說，路邊攤、夜市、早餐店，連普遍林立的便利商店都可以滿足三餐了。

這幾年的食安問題，讓許多有健康意識的人心慌慌，許多上班族、學生又不方便開伙。於是，選擇外食的餐廳與種類就格外重要。

根據《遠見》最新調查，國人外食比例已超過七成，無論是學生、白領階級，甚至一些公司領導人物或是高級主管，都免不了常常要外食，既然外食免不了，如何避開黑心油就是一門學問了。我大概一星期約有三～五次外食，就以常去的餐廳的菜單做為案例，探討如何外食。

素食自助餐

這幾年，受養生意識及宗教影響，使得台灣吃素食的人口愈來愈多，素食餐廳也愈來愈受歡迎，無論是種類的選擇和美味程度都有顯著提升，很多人以為吃素就比較健康，其實，吃素也應該是以乾淨的生食或低溫烹

調為原則，我去素食餐廳的原則如下：

◆ 多吃芽菜。芽菜搭配芝麻粒、杏仁、南瓜子、酌量沙拉淋醬。

◆ 不碰油炸。蘿蔔糕等點心類食品，儘量不碰油炸，而以蒸食為主。

◆ 不點現炒。你不知道餐廳所使用的油健不健康。

◆ 醣類食物要少吃。澱粉類、水果、甜點，最好重點式的三選一。以前的錯誤觀念說飯後吃水果可以幫助消化，還是有很多人樂此不疲。飯後一大盤水果，難怪高糖症的人很多，糖尿病已經成為流行病了。

雖然現炒的菜餚很受歡迎，不過因為跟我低溫烹調的概念不合，所以我很少點用，只有偶而會點香椿豆腐，與同桌的好友大家分一點。

自助餐的好處是品項多，可以隨心所欲，只是中式菜食的特色就是常用大火快炒，難免用到許多食用油。像炒飯、炒麵、米粉，這類已經炒好放在桌面上的食物，都是用到消費者看不到的油烹調，去超市看到一大堆大桶、便宜的調合油，大概都是餐廳用掉的，酌量吃就好。但如果是水煮的菜餚，如秋葵等，倒是可以多吃。

傳統的中式炒菜，都會先放油熱鍋，再置入菜餚，目前這個習慣已經慢慢的改為先放水熱鍋後再放菜、然後才拌油。油安事件頻頻出現，吃到壞油，等於是在僱用一個健康殺手，許多 Omega-6 系列油在加熱的過程中，非常不穩定，因為其中含有的不飽和程度愈高，越容易產生氧化和聚合反應，嚴重的話還可能致癌，建議許多愛吃外食現炒的人，還是改變一下會比較安全。

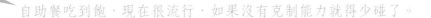

自助餐吃到飽，現在很流行，如果沒有克制能力就得少碰了。

和食料理

和風料理以清淡不油膩的風格，取悅了大眾的味蕾，但是在選擇上還是應該多加注意，例如和風料理有些揚物大多都是用炸的，而手捲當中可

能也含有過多的美乃滋，所以食材的選擇也是相當重要。

- 沒有加熱的魚肉，富含最天然的油脂。和食料理的健康形象來自於生食的魚肉，生食可以保留魚肉中豐富的 Omega-3 及蛋白質，雖然有人擔心寄生蟲或感染的衛生問題，不過以現在的飲食水準，是不需多慮的。

- 裹澱粉的魚、肉、蝦等食材不要常吃。這些食物雖富有高蛋白，但裹上澱粉後高溫油炸，產生的高等蛋白糖化反應[1]，對人體非常不利。油炸的食物雖然沾食蘿蔔泥，偶而無妨，還是不要常吃。

- 和風沙拉醬，可以吃一些。沾食生菜、海帶芽，不會太油膩又帶點酸甜，爾而吃一下，不會有甚麼負擔。

- 麵食、白飯，酌量食用就好。現代化的和食料理含有太多澱粉，容易誘發糖尿病。

- 鍋料理，湯汁儘量不要喝。一般煮火鍋時會加入大量的青菜、菇類和豆腐，再搭配魚或肉，湯喝起來雖然不會油膩，還是盡量少喝。

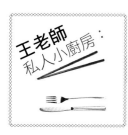

王老師 私人小廚房：

DIY 沙拉淋醬

蔥蒜油沙拉淋醬

材料：
蔥蒜油 15ml、綜合堅果少許、水果醋（或米醋）少許。

步驟：
1. 將蔥蒜油[2]從冰箱取出解凍融化後淋在沙拉上。
2. 在沙拉表面撒些綜合堅果或水果醋，增添營養及風味。

亞麻仁油沙拉淋醬

材料：
亞麻仁油 15ml、綜合堅果少許、水果醋（或米醋）少許。

步驟：
1. 將亞麻仁油淋在沙拉上。
2. 在沙拉表面撒些綜合堅果或水果醋，增添營養及風味。

市場上現成的沙拉淋醬，充斥著看不到的油、香料等添加物，最好不要碰，在家 DIY 就好了，簡單、實用、口味變化多。

義式料理

這幾年，地中海飲食（Mediterranean diet）型態倍受營養學家推薦，義式料理正是地中海飲食型態的一環，義式料理食材豐富、口味多樣，普遍受到大眾青睞，尤其這幾年許多窯烤披薩跟義大利麵餐廳在台灣如雨後春筍般林立，其受歡迎程度，可見一斑。

- 比薩雖然高溫，酌量吃無妨，番茄多加一點，增添茄紅素的抗氧化效果，番茄當中的茄紅素是脂溶性，加點橄欖油烹調，加熱過後反而有助於茄紅素的吸收呢！
- 只吃冷壓現榨的橄欖油。橄欖油的健康形象，若和含脂溶性植化素（β-胡蘿蔔素、茄紅素的蔬果一起加熱烹調，多釋放 β-胡蘿蔔素和茄紅素，有相乘效果，不然吃橄欖油僅限於冷壓初榨級的。如果在餐廳要吃到好的橄欖油就得碰碰運氣了。
- 盡量攝取豐富的蔬果。地中海飲食的特色之一是蔬果的食材很多，我最愛含起司的蔬果沙拉。

速食料理

雖然，速食料理可以滿足忙碌的現代人快速解決一餐的需求，但是速食料理可能充斥著高溫油炸的風險，如果吃速食料理，我建議吃日式壽司，比較不推薦美式速食。

- 吃無加工的食物。日式迴轉壽司是我的最愛，藉機可以吃到不同的青背魚、洋蔥鮭魚、秋葵、黑豆等家裏少吃的食物，在現代這個不明油充斥的社會，這些看得見、無添加油的食物最保險。

[1] 蛋白質與醣類（澱粉類）一起高溫烹調時，後者會變質，產生糖化終結物（Advanced Glycation End-Products，AGEs），AGEs 會過度黏合蛋白質的膠原蛋白，使之變形雜環化，分子交互相聯，產生無法挽回的傷害，為糖尿病後遺症、老人痴呆等慢性病的主要原因。

[2] 蔥蒜油：調製方法請見 67 頁。

- 不吃油炸物。美式速食，請儘量 Say No，建議大眾如果要選美式速食，最好不要選擇油炸食物，很容易吃到劣油。

外食換個口味、氣氛，也是一件樂事，儘量避免多油料理的食物就是了，切忌接觸美式速食、路邊攤飲食。

各式料理	飲食重點
素食自助餐	不點現炒、不吃油炸。
和食料理	和風沙拉醬，可以接受。 火鍋的湯，盡量不喝。
義式料理	比薩雖然高溫，酌量吃無妨。 多吃點蔬果沙拉。
速食料理	美式速食，請儘量 Say No。 日式迴轉壽司可以吃到不同的青背魚，可以多吃。

危機二

早餐店的隱藏危機

　　我個人最反對早餐外食，但是這次市調卻發現將近一半的人，早餐不是去早餐店解決就是吃昨天買的麵包。長期下來，對身體其實不好。人體的生理時鐘，早上是排泄的時間，應該多吃點富含纖維的水果或流質食物，以利腸胃道蠕動。而且臺灣一年四季都有不同的水果可以吃，取得容易、種類多又價廉物美，到處都是水果攤，連便利商店都買的到水果，實在沒有理由說買不到水果。

但是現在，我們連早餐也習慣在外面吃了！特別是都會區，因為太方便，選擇性多，過去以為平日媽媽們在上班，早餐沒有時間準備，只好帶小孩子到早餐店或便利商店去找食物，連週休二日的早餐也很少在家開伙。大人從小教育小孩，在他們肚子餓時可以到附近的店家找食物。實在是不恰當的飲食觀念，怪不得生活習慣病的年齡，越來越年輕化了。

早餐店，也是劣油的來源之一。無論是中式早餐店那一鍋炸油條的油鍋，或是西式早餐店負責煎食材的鐵板，從一大早忙到中午。油品經過不斷加熱，早已氫化（產生反式脂肪）及氧化（產生自由基與致癌物）。所以當你把美味的早餐吃下肚的時候，就真的是「毒從口入」了。

早餐飲食重點

1. 儘量不吃冰冷的食物。
2. 不能太麻煩，花費很多時間。
3. 多吃富含纖維的水果或流質食物。

我早餐的最愛：加州蜜棗、仁丹晶球長益菌、燕麥片、有機根莖汁、自製優酪乳、法國麵包（俗稱魔杖）塗抹自製椰子油芝麻醬、紅茶或咖啡，搭配堅果、果乾或當季水果，輪流混合吃。

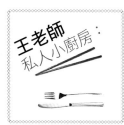

高纖營養早餐

工具：
熱水瓶、寬型保溫杯、節能悶燒鍋（以下簡稱節能鍋）
材料：
加州蜜棗五顆、燕麥片一小把、晶球長益菌一條、當季水果適量、自製優酪乳 150 cc、亞麻仁油 15 cc
有下列幾種配方：

1. 在睡前把加州蜜棗五顆，放入有熱水的保溫杯中（熱水需須超過蜜棗高度）。也可以起床後用熱水悶十分鐘，使蜜棗軟化，再混合自製的

優酪乳，搭配一條晶球長益菌及喜歡的水果。

2. 把加州蜜棗五顆與燕麥片一小把，放入保溫杯中，酌量加點熱水。再搭配晶球長益菌和喜歡的水果，品嘗綿密潤滑的口感，是來自燕麥及蜜棗的可溶性纖維。

3. 將約 800cc 的水倒入節能鍋，小火加熱至冒煙（或從熱水瓶取約 800cc 的熱水），再把冰箱的優酪乳、根莖汁裝碗或杯子置於節能鍋內，隔水加溫約 10 分鐘，要享用時再放入約 15 cc 的亞麻仁油。還可搭配晶球長益菌、堅果、果乾或水果。

說明：

　　以上三種都是能促進腸胃道順暢的早餐，輪流食用，可隨意搭配塗抹椰子油芝麻醬的法國麵包及熱飲。

危機三

擋不住的零食

　　經過這次的油安事件，我在上課的時候，經常有學員調侃我：老師你有中標嗎？我對油的要求一向很小心、挑剔，自認為安全過關，但是零食的部份就有小受傷了。因為一直有喝咖啡配甜點的壞習慣。我的右手食指關節有個小硬塊，醫生說是退化性關節炎，我卻怪它是鬆餅症候群。

　　零食、甜點大家都知道對身體不好，但是有時候確實會讓人暫時放鬆，特別在下午茶聊天，談事情的時候，特別的好吃。這次的市調，大概有 20 ～ 25% 的中標率。

　　奉勸大家，為了健康，大部份的零食還是應該淺嚐即可。如果要吃零食，也應該慎選種類。以下，我就以個人經驗來告訴大家，如果無法抵擋零食誘惑，那麼就多吃好的零食，少吃或不碰不好的零食。

　　我把零食分為四等級，○：可常吃，×：品嚐，××：偶而，×××：不可

╳ 品嚐前要考慮

╳ 法國麵包

　　台灣人很愛吃麵包，暗藏的壞油也最多（黑心油、氫化油、高溫氧化的油），所以僅能當品嚐，不能當主食。我個人習慣早上一小塊法國麵包（俗稱魔杖），法國麵包所用的油最少。通常一條魔杖可切成十二小塊，每天早上只吃一塊，沾食自製蔥蒜油或椰子油芝麻醬，搭配咖啡，很有Fu。

╳ 杏仁小魚

　　成分大概是杏仁條、小魚乾、蔗糖、寡糖、芝麻、棕櫚油。以鈣質為訴求，頗受歡迎，我坐高鐵時偶爾會買來當零食。可惜大部份的商品，都偏重甜度，有點糖化反應的感覺，只好一包分好幾次吃完。

　　某家品牌的小魚乾，包裝上強調小魚乾：酥脆、健康，我咬幾口就不想吃了。太甜、太酥脆（有點硬），典型高等糖化反應 2 的零食，不應該以健康為訴求。

蛋白質或脂質與醣類結合，造成糖化反應，釋放自由基，甚而使人體功能受到影響。

╳ 黑巧克力

　　合格標準：72% 以上，不能含有 Omega-6 系或氫化的油，香料。目前黑巧克力的健康形象有如黑咖啡，形成潮流。

---

2 請見第 23 頁。

╳╳伴手禮

甜點的代名詞，最好選擇有信譽的品牌，這些伴手禮通常用油脂的香味和其他添加劑吸引人，很少人會 SayNo，只要不過量就行了。

╳╳╳ 含糖和反式脂肪的巧克力

便利商店架上的商品很多都是含不健康油（像是反式脂肪），或是加了過多的糖，口味太甜的巧克力比比皆是。

下面是某日本名牌巧克力的成分標示：

可可脂、棕櫚油、葵花油、羅勒籽油、起酥油、脂肪酸甘油酯等，一份才 36 公克，含 0.3 公克的反式脂肪，熱量：188 大卡，快要等於一碗飯的熱量了，這種巧克力是標準的╳╳╳。

╳╳╳ 焦糖烤布蕾

號稱法國甜點，目前很流行，太甜、太焦，標準高等糖化反應的食物，糖化血色素 3 偏高的人，絕對不要碰。

糖化血色素：檢查血中糖化血色素的濃度，可以反映體內最近 2-3 個月的血糖控制情況。

╳╳╳ 方便類的乾麵或油炸薯條

許多可以即開即吃的麵，一包不到十塊錢，吃起來很香酥，常宣稱不添加防腐劑，這類麵的確不需要添加防腐劑，但通常經過高溫油炸，或添加人工抗氧化劑，不但沒有任何營養素，還可能吃進壞油，而許多油炸薯條，也是能不碰就不碰。

3 檢查血中糖化血色素的濃度，可反應體內最近 2-3 個月的血糖控制情況。

零食又稱間食，有人反對，也有人贊成，只要不上癮，對調整情緒有助，偶而品嚐放鬆，無傷大雅，請務必注意一下油脂的標示，如果只寫植物油，非氫化油，奶油等不明確那一種油的，就少碰。某義○品牌的夾心酥的標示最坦白，應該給予嘉獎。

成分：植物油（棕櫚油、氫化棕櫚仁油）、奶油（牛奶），可惜找不到那麼誠實的廠商。

○ 好的零食

其實，很少有人只吃正餐，完全不吃零食的，既然要吃零食，也應該選擇對健康比較有益的零食，那麼，哪些是對健康有益的零食呢？

果乾、水果

水果是最新鮮天然的零食，吃水果可攝取到人體需要的維生素、礦物質、植化素與纖維。

沒有用油或糖加工烘焙的綜合堅果

堅果含少量飽和脂肪酸及多量不飽和脂肪酸，但是某些人會對某種堅果產生過敏反應，建議尋找不會引起過敏的單一堅果。

72% 以上的黑巧克力

只含可可脂、可可塊、少量糖，不得有其他油脂，以上零食可以搭配點起司，以滿足口感。零食的量請適可而止，過過癮就好了。

葡萄乾佐以義式馬斯卡邦尼（Mascarpone）起司

Mascarpone 為義式名甜點提拉米斯的主要原料，與葡萄乾是絕配，尤其葡萄乾的高纖維，和其他零食相比是標準低昇糖指數（GI）的甜點，低

GI 的食物比較容易控制血糖，還有起司的高鈣質都能補充身體所需的營養。

綠豆湯、紅豆湯、銀耳蓮子湯

相信許多人常常會在下午肚子略餓時吃個點心零食的習慣，而如果嘴饞，喝碗綠豆湯或紅豆湯，滋味也挺不錯的呢！而且兩者都含有豐富的纖維質，能促進腸胃蠕動，預防便秘。

零食的分類

○：可常吃	果乾、水果、85% 以上的黑巧克力、沒有用油或糖加工烘焙的堅果、綠豆湯、紅豆湯、銀耳蓮子湯。
×：品嚐	法國麵包、杏仁小魚、72% 以上的黑巧克力。
××：偶而	伴手禮。
×××：不可	焦糖烤布蕾、方便類的乾麵或油炸薯條、含糖和反式脂肪的巧克力。

危機四

偽裝的外衣，出賣貞操的橄欖油

這次的市調，很訝異的發現，大部分的家庭（約 50%）最常使用橄欖油。本人接觸油品以橄欖油的時間最久，從旅居溫哥華住在義大利人的鄰居（有一個阿嬤教我不要用牛油塗抹麵包，要以橄欖油沾食才正確），遠赴義大利盛產橄欖油的托斯卡尼參觀橄欖油榨油廠（接受品嚐橄欖油的專

業訓練，得知義大利人的阿嬤從小就會以橄欖油餵食斷乳的孫兒女），進口過希臘單一橄欖園區榨取的頂級初榨橄欖油（DOP 級數的），推薦、審訂日本腸胃道權威松生恆夫的名著《橄欖油神奇健康法》，校閱阿育吠陀古印度醫學專家安德烈的名著《神奇的肝膽排石法（推廣以橄欖油排肝膽結石）》，擅長橄欖油教學，親朋、好友、粉絲們都知道王老師的三愛（咖啡、巧克力、橄欖油），自認為是橄欖油達人。屢次看到油安事件都有橄欖油的影子，心裏很痛，迫不及待寫下這篇文章。

橄欖油的健康形象來自於：

1. 容易氧化變質的 Omega-6 亞油酸含量少。

2. 能提昇好的高密度膽固醇的油酸含量高。

3. 美國 FDA 肯定橄欖油能預防生活習慣病，建議一天服食約 25ml。

4. 富含抗氧化多酚（橄欖油辛辣味的來源）、維生素、礦物質。

5. 地中海飲食的主要用油。地中海沿岸的居民癌症，心血管疾病的比率少。

以上訊息散見於媒體、書籍、消費者都已耳濡目染，不法廠商就利用這種優勢，讓橄欖油出賣貞操，賺取抹滅良心的錢。聽說以橄欖油聞名的義大利，其販售的橄欖油總量，是該地橄欖能榨取出來的兩倍以上，也就是說，有一半的橄欖油都是進口他國的橄欖油來調和，裝瓶出售的，最近有一本書就是在揭發這些黑心商人的詭計。

橄欖油的價格最零亂，因為品質的優劣等級最多，以下是購買橄欖油最簡單的要訣：

1. 特級冷壓初榨 Extra virgin 是絕對需要，如果來源是有機栽種的更好，但不是 對需要。

2. 油源是自己的廠房榨取的，不是採購來分裝或調和。

3. 擁有上述的條件，並且來源是自己的橄欖園、自採、自榨，是最完美，專業名詞稱為 DOP（protected designation of origin）。

4. 遊離脂肪酸（酸度）的比率在 0.8% 以下。

5. 沒有價廉物美的油。

6. 不要買調和油或精製油（pure oil）

橄欖的榨取油可以多道，只有第一道（extra virgin，多酚辛味，微綠色，烹調時會改變食材味道），可以接受。第二道以後顏色呈淡黃，味道淡，俗稱 pure oil（讓人誤解），調和油的來源之一。

危機五

泛濫的毒品：反式脂肪

　　反式脂肪（氫化油）於二十世紀初由德國人所發明，之後在美國量產，配合基因改造的大豆、葵花籽、玉米等所提煉的所謂沙拉油。在美國全力倡導下而發揚光大，被廣泛使用。這些不飽和油脂的產業，配合粗糙、不嚴謹的動物實驗，攻擊飽和脂肪，過度誇張多元不飽和油脂的好處。從此以後，心血管疾病、癌症等所謂文明病，開始如雨後春筍般的蓬勃發展，醫療界又編造低油的廣告，前後矛盾讓消費者無所是從，導致現在的生活習慣病，已經成為流行病。

　　反式脂肪的發現，如果不談其後果，實在是一項偉大的發明。反式脂肪又稱氫化油，顧名思義，就是把不飽和脂肪的分子結構中，雙鍵部位少一個氫的位置用人工的方法，將油加熱到高溫後注入氫原子，讓其變成單鍵（又稱飽和）。讓液態狀的油凝結成類似飽和脂肪的固態脂肪，氫化後的不飽和脂肪，其融點很高。在常溫下呈凝結狀況，使用上不會呈液態油狀，因此調和方便，廣受糕餅、麵包業等食品加工及餐飲業（塗抹麵包）等熱愛。

反式脂肪以多種方式出現在消費者手上，譬如我們小時候喜歡用來塗抹麵包的黃油，就是反式脂肪。成分含有氫化後的大豆油、葵花油、玉米油與香料等各種配方，口感比牛油好，而價格更具競爭力。一般市售調和油，因其製作方式涉及高溫，即使並未刻意注入氫氣，其生產過程中或多或少會產生反式脂肪，而成為部份氫化的油脂。

德國生化醫學家巴德維博士，潛心研究反式脂肪跟心血管疾病、關節炎、癌症的關係，她發現癌症病人的血液浮遊着一種不知名的黃色物質，她認為那就是體內無法被細胞利用的孤兒「反式脂肪」。這些可憐的孤兒到處被排斥，到處找寄生的器官，不幸被它依附的細胞會被包覆，造成窒息。當細胞不能正常的呼吸而缺氧，最後就可能生病，而由於癌細胞厭氧，在如此缺氧的環境下就會滋生癌細胞。

巴德維研究反式脂肪的心得及論文報告，頗受醫療界的肯定，多次被應邀在歐洲各國的國會演講，並著書於 1960 年代出版。此間曾七次被提名諾貝爾獎，可惜大概是因為反式脂肪的用途太廣泛，諾貝爾委員會壓力太大，不好意思給予獲獎。

寫這篇文章時，我剛好旅遊於美式教育最根深蒂故的曼谷，住在美式的假日飯店，每天早餐時享用反式脂肪的食物。不知道是否太久沒吃，覺得含反式脂肪的麵包特別香，特別是用含反式脂肪的花生醬沾食土司，味道香醇濃郁，搭配熱咖啡，讓人不禁多吃幾口。

飯店餐廳提供的某 IM 牌的反式脂肪的包裝：Margarine（俗稱植物性奶油）內含葵花油，大豆油，氫化大豆油。

下面例舉一些市面上暢銷的含反式脂肪的加工食品給讀者參考：

日本某 S 牌的植物奶油的成分：大豆油、棕櫚油、椰子油、精製加工油脂（棕櫚油、大豆油、棕櫚仁油、菜籽油）、食鹽、奶粉、乳化劑（脂肪酸山梨醇酐酯、脂肪酸甘油脂）、大豆卵磷脂、香料、維生素 A 與

E、B- 胡蘿蔔素。另包裝上強調：營養健康新鮮的風味 (Smooth Natural Taste)。

　　精製加工就是氫化的意思，如果不仔細想，消費者也不知道是反式脂肪（氫化油），我好奇的買來塗抹麵包，真的味道不錯，討人喜歡，但是真的營養？健康？新鮮嗎？

　　K 牌沙拉：沙拉油（沒有註明是哪一種油！）、糖、醋、味素等添加物 15 種，營養標示： 20 公克含反式脂肪 0.1 公克。這個在便利商店架上，每包才 20 元的沙拉醬，相信銷量不錯。消費者如果沒有帶眼鏡，仔細看那些密密麻麻的細字，實在不清楚含有反式脂肪。

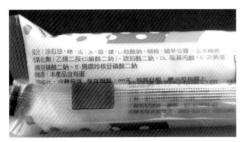

　　I 牌檸檬夾心酥：植物油（棕櫚油，氫化棕櫚仁油）、奶油（牛奶）等。這家我們從小吃到大的老牌，以誠實出名，每次食安事件，從未上榜，讀者如果偶而想品嚐點零食，建議選擇這家規規矩矩的廠牌。

熱帶地區常用反式脂肪

　　因為植物油的融點很低，在熱帶地區很快就變成液態，在食品加工時很容易打翻。所以特別需要反式油脂（不易融化）。在曼谷，人們普遍都用融點高的反式脂肪

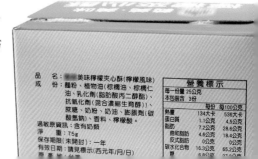

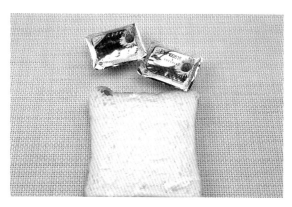
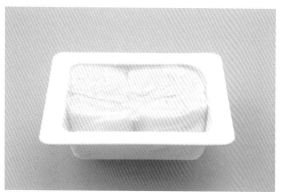

來塗抹食物，路邊攤也都在使用。因為它方便、香郁又便宜，相信這些地區的衛生食品機構不會違反民願，立法禁止使用。但是目前歐洲幾國，美國的若干州，已經開始立法禁止使用或限制其含量，可是號稱嚴格的日本厚生省卻默認其普遍使用，並且外銷到各國，難怪有那麼多的醫療專家著書抗議。

我出國時習慣坐華航的飛機，並登記有案「素食」。這次曼谷之行也不例外，我又看到我的麵包旁，附飯店看到的反式脂肪，隔壁朋友吃葷的，卻配到一般的 Butter（牛油），利用這次機會向華航建議，不要讓我們吃素者，吃到滲有反式脂肪的麵包塗抹反式脂肪，不然放兩種讓我們有選擇的權利。

反式脂肪及蛋白糖化的食物，同為現代飲食的悲劇，很少人會抗拒它們，大部份的人都是不知情的情況下吃到反式脂肪。因為大部份的加工食品，都沒有清楚註明是「反式脂肪」或「氫化油」，大概都以代名詞「奶油」或「植物性奶油」標示，如此下去，我們的健保只好認了，繼續承擔這些本來可以避免的健康成本。

這幾年美日討論油脂的書很多，傳統美式油教育的反式脂肪及其原料的多元 Omega-6 系植物油，都被打落到跌停板。

有一日本的學者在其新書《沙拉油傷害腦部及身體》，指出全美最先禁用反式脂肪的紐約市居民的平均壽命已經居全美之冠。受美國託管的沖繩，以沙拉油代替傳統的豬油，目前平均壽命已經不是日本之冠了。大部份的學者都建議減少 Omega-6 系的植物油，增加 Omega-3 系的油脂，以避免罹患心臟病，癌症，失智症，花粉症等所謂生活習慣病。

危機六

飽和脂肪不能一視同仁

這次的市調結果，大家都認為飽和脂肪不健康。我在上油的課程，介紹椰子油時，經常有人跟我抱怨椰子油是飽和脂肪，不是好油。上述反應很正常，像我們從小接受美式營養教育的人，過去都認為心血管疾病的元兇是膽固醇，飽和脂肪會在體內變成膽固醇。事實上的真相如下。

1. 根據這一期的健康資訊（Healthy Ways Newsletter），1920 年代前，大豆油、玉米油等，多元不飽和脂肪（俗稱沙拉油）及其延伸的反式脂肪未普遍前，並沒有什麼心血管疾病。

1930 年代以後，隨著沙拉油產業延伸的美式高溫速食的流行，心血管疾病躍昇為流行文明病。

2. 母乳的油脂成分，45% ～ 55% 是含中鏈的飽和脂肪酸。我常常開玩笑，造物主不會害人的。

3. 美國人託管前的沖繩居民，以食用豬肉聞名，平均壽命高居日本之冠。但自從美式食品導入之後，已經不是長壽村了。同樣的情形也發生在美式飲食導入前的愛斯基摩及太平洋島嶼的居民，台灣、日本也差不多，所以文明病變成流行病。

4. 植物油（Omega-6 系列不飽和脂肪）神話的幻滅，這句話開始流行。

5. 椰子油開始流行，據說 2012 年 1 月美國 CBN 新聞台的醫藥新聞有如下的報導：椰子油在實戰中打贏了老人痴呆症。

6. 先前最排斥飽和脂肪椰子油的美國人，目前最擁護椰子油。椰子油是食品也是藥品的概念，散見於每一本椰子油的書。我電腦桌面上的電子書就有八本，其中有的還談到椰子油如何處理寵物的疑難雜症。目前椰子油之風已經吹到日本、台灣，日本抗老化專家白澤卓二在一本椰子油的雜誌上抱著椰子，笑咪咪的說椰子油將改善日本愈來愈多的失智症。

7. 世界上很少有長壽村是以素食為訴求的，目前素食的推廣傾向於環保的改善，而不是生活習慣病。

8. 有聽過法國矛盾嗎？法式飲食最油膩，可是歐洲諸國以法國人心血管疾病最少，世人把功勞歸屬於法國人喜愛喝紅酒，可見飲食的搭配最重要，而不是計較飽和脂肪或不飽和脂肪。

9. 飽和脂肪有三種，即植物性、動物性、人造反式脂肪，建議以第一種的椰子油優先，第二種的請詳知身份背景後才加減吃，絕對不碰第三 。

我個人習慣食用富含 Omega-3 的魚肉， 再來是生產履歷很清楚的肉類，外食儘量不碰肉類，血液檢測一直很標準。

油脂地位及形象的演變

飽和脂肪

　　動物性（牛油、豬油）& 植物性（椰子油、棕櫚油）健康形象逐漸低落，被多元不飽和脂肪 Omega 6 系的植物油取代。美國政商合作，推廣基因改造的黃豆、葵花籽、玉米等榨取的油，編造飽和脂肪會引起膽固醇上升，導致心血管疾病的話題。

　　小時候的油脂印象至今還記憶猶新的三件事：

1. 媽媽在炸取豬油，我們兄弟最愛吃的油渣拌飯。
2. 過年時，我們小孩子流口水站在爐子邊，等待大人在用豬油炸沾蛋汁的年糕。
3. 媽媽第一次看到大豆油興奮的表情（因為方便、便宜）。

多元不飽和脂肪 亞麻油酸系列

Omega-6 亞麻油酸系列：大豆油、葵花油、玉米油等。

反式脂肪（氫化油）：由上述 Omega-6 系列油為原料，以人為氫化或填加成分，成為容易攜帶、包裝，使用的凝固態油脂，受到糕餅、麵包、零食等加工食品業的歡迎。

單元不飽和脂肪：橄欖油

地中海飲食的健康形象興起，帶動當地的主要用油：橄欖油開始普及，目前位居食用油之首。

橄欖油的黑心油崛起。偽裝的外衣：出賣貞操的橄欖油，最近流行的話題，有誇張嗎？

多元不飽和脂肪 次亞麻油酸系列

Omega-3 次亞麻油酸系列：魚油、亞麻仁油、紫蘇油。

北極圈的愛斯基摩人以動物性的海豹肉為主食，蔬食很少，卻很少有心血管疾病，含於海豹肉裏的 Omega-3 油脂，是最大的貢獻。

德國生化醫學家巴德維開始推廣富含 Omega-3 的亞麻仁油，其多篇研究報告及論文，屢次獲得諾貝爾獎的提名。

這幾年亞麻油酸 Omega-6 系列油健康形象跌停版，次亞麻油酸 Omega-3 系列 的油卻漲停版，幾乎每一本討論油的書，都推薦這系列的油及種子，如魚油、南極蝦油、亞麻仁油、亞麻仁籽、鼠尾草籽。巴德維

如果地下有知，應該會很得意，她是宣導 Omega-3 亞麻仁籽、亞麻仁油的先鋒。

椰子油平反，敗部復活

亞麻油酸的神話崩潰，反式脂肪的形象跌停板。

這幾年日本反美營養教育興起，若干學者紛紛著書攻擊亞麻油酸 Omega-6 系列油及衍生的反式脂肪，指出這兩種油造成日本生活習慣病演變成流行病，有一知名的腦神經科專門醫生，甚至指出這兩種油才是日本日益增加的認知症（日語：失智症）的罪首。

前一陣子媒體報導國際醫藥年刊，發表來自劍橋大學的研究，指出飽和脂肪不致引起心血管疾病，亞麻油酸系列的油，反式脂肪，才是禍首。我好奇的找出原文，發現美系學者紛紛反對這種論調，以保護其國內大豆油，葵花籽油，玉米油的產業。

隨著亞麻油酸的形象跌落，椰子油的不健康形象獲得平反，著名的美國抗老化權威裴禮康、椰子油專業醫師布魯斯、以椰子油治療失智症老公的瑪麗醫師等，紛紛著書響應。日本順天堂大學抗老化講座教授隔海回應，抱著一顆椰子，笑容可掬的說：椰子油可以預防及治療失智症。

關於油，你不知道的一些事實

1. 還沒有西化飲食前的愛斯基摩人、北美的印地安土著、太平洋島嶼的居民，食用的油脂都是飽和脂肪，沖繩在未受美軍託管前，居民的美食之一是含飽和脂肪的豬肉，他們罹患所謂文明病的心血管疾病、癌症都很少。
2. 不飽和脂肪（植物油）在提煉的過程，多少已被氧化，人們食用時又高溫進一步氧化，以植物油代替飽和脂肪（椰子油、動物油）是心血管疾病的開始，另 Omega-6 的比率太高也是禍首之一。
3. 血管壁的結塊（clot）含膽固醇、蛋白質、鈣，膽固醇不是主禍首，蛋白質沈澱在血管基地、血管被糖化、被自由基攻擊，都是心血管疾病的主因。

4. 可增加促進油溶性維他命、植化素的吸收，吃有放油的沙拉比不放油的沙拉，血中的茄紅素增加 4.4 倍，胡蘿蔔素增加 2.6 倍。

5. 能讓食物停留在胃攪拌的時間久一點，讓食物更加一層消化、分解，以利小腸的進一步消化、吸收。

6. 膽固醇餵食動物的試驗是不準的，餵食的是乾燥、多少被氧化的粉末，並非人體內運作的液狀膽固醇。

7. 食用油分長鏈（LCT）97%，中鏈（MCT）3 %，短鏈（SCT）很少。中鏈脂肪的消化、吸收、利用最快，又不會囤積，跟膽固醇無關。

8. 黃斑性退化為失明的主因，被氧化的不飽和脂肪是原因之一。

9 反式脂肪的普及，破壞油的健康形象。

10. 我們的祖先在榨油機還未發明前，並沒有食用植物油。他們吃動物油（飽和脂肪），當時並沒有文明病。

膽固醇真的對身體不好嗎？

傳統的醫學常識，不一定都是正確的，如膽固醇的很多觀念，目前都已紛紛被糾正，降膽固醇的藥品的副作用也不斷的被發現，連失智症都可能與吃藥有關係。

常常在食品的包裝上看到健康及零膽固醇的字樣，給消費者一種錯覺，好像膽固醇不是好東西，愈少愈好。早期的美式教育認為美國人心血管疾病太多，都是膽固醇太高，再加上販售降膽固醇藥品的藥廠的過度渲染，導致膽固醇的形象不佳，就好像椰子油、咖啡，過去的形象都不好，目前都敗部復活。

每一個國家的標準好像也不一樣，日本的上限標準是 220mg / dl，台灣是 200 mg / dl。

自從沒有膽之後，我全心投入對油的探討，自認為很懂得吃油，習慣上每半年要驗一次血液的現況，如下表：

2014 年 5 月 17 日，萬芳醫院

總膽固醇：185，高密度（HDL）：54

總膽固醇／高密度＝ 3.42

2014 年 11 月 20 日，新中興醫院

總膽固醇：209，高密度（HDL）：65.4，低密度（LDL）：119.2

總膽固醇／高密度＝ 3.19

2015 年 4 月 2 日，聯合醫事檢驗所

總膽固醇：163，高密度（HDL）：43，低密度（LDL）：103

總膽固醇／高密度＝ 3.79

　　總膽固醇／高密度的數字又稱為血管硬化指數，以此來判斷血管的健康情形，比傳統的依賴單一數字先進多了。

　　雖然稍微超過台灣標準上限，但是我非常滿意，下列幾種簡單的速算，多少可以做為血管硬化的指數參考值：

受訪者基本資料

1. 總膽固醇／高密度膽固醇	<3.2：理想 3.3 ～ 4.9：低風險 5.0：有風險 >5.1：高度風險
2. 低密度膽固醇／高密度膽固醇	少於 2.3：理想 >3 以上：有風險，越高越不好
3. 血液中同半胱胺酸 Homocysteine（一種含硫的胺基酸）的濃度	4 ～ 17umo ／ L

建議抽血檢測膽固醇時，同時測試上述數據，會比較客觀，當然還有其他更精密的檢測，如果沒有甚麼徵兆，就免了，不必要憂心忡忡。畢竟膽固醇好處比壞處多，不必太在意。

聯合醫事檢驗所

台北市復興南路二段151巷33號；電話:27049977,27051389；傳真:27091974

檢體編號：5040201930	身份證號：AJO3859519	病歷號碼：	
姓　　名：王康裕	性　別：男　年齡：75	送檢電話：2934-0095	
檢體種類：WB.EDTA,SERUM		檢體標示：	
採檢時間：2015/04/02	接收時間：2015/04/02 13:38	頁　數：1 / 1	
送檢單位：協成醫事放射所		送檢傳真：02-29329206	

檢驗項目	檢驗值	單位	參考區間
一般生化　BIOCHEMISTRY-1			
Hb A1c 醣化血色素	5.8	% of Hb	4.0-6.0
Triglyceride 三酸甘油脂	88	mg/dL	<150
Cholesterol 膽固醇	163	mg/dL	<200
HDL-Cho 高密度膽固醇	43	mg/dL	>40
LDL-Cho 低密度膽固醇	103	mg/dL	<130
T-CHO/HDL 動脈硬化危機率	3.8	ratio	<5.0

輸入者：施世全　系統審核　陳明輝　李瑞玲

醫檢師：王榮濱
健保代號:9401020012

報告簽署人：顏雀屏　　　完成：2015/04/02 20:04　列印時間：2015/04/02 21:35

聯合醫事檢驗所

台北市復興南路二段151巷33號；電話:27049977,27051389；傳真:27091974

檢體編號：5040206849	身份證號：	病歷號碼：	
姓　　名：王康裕	性　別：　年齡：	送檢電話：2934-0095	
檢體種類：WB EDTA		檢體標示：	
採檢時間：2015/04/02	接收時間：2015/04/02 17:40	頁　數：1 / 1	
送檢單位：協成醫事放射所		送檢傳真：02-29329206	

檢驗項目	檢驗值	單位	參考區間
血液學　HEMATOLOGY			
血液常規檢查(全)			
WBC 白血球	4.9	10e3/uL	3.5-10.0
RBC 紅血球	4.17	10e6/uL	M:4.20-6.20,F:3.70-5.50
Hemoglobin 血色素	12.9	g/dL	M12.3-18.3F11.3-15.3
Hematocrit 血容比容值	40.7	%	M:39.0-53.0,F:33.0-47.0
MCV 平均血球容積	97.6	fL	80.0-99.0
MCH 平均血球色素值	30.9	pg	26.0-34.0
MCHC 平均血球色素濃度	31.7	g/dL	30.0-36.0
Platelet 血小板	227	10e3/uL	150-400
白血球分類			
Neutrophil Seg. 嗜中性	64.3	%	39.0-74.0
Lymphocyte 淋巴球	24.5	%	19.0-48.0
Monocyte 單核球	9.2	%	2.0-10.0
Eosinophil 嗜酸性白血球	1.4	%	0.0-7.0
Basophil 嗜鹼性白血球	0.6	%	0.0-1.5

輸入者：黃恒毅

醫檢師：王榮濱
健保代號:9401020012

報告簽署人：顏雀屏　　　完成：2015/04/02 18:09　列印時間：2015/04/02 18:55

膽固醇的基本常識

低密度（LDL）：

膽固醇 45%、磷脂質 23%、蛋白質 20%、三酸甘油脂 10%，會附著在血管壁，俗稱壞的膽固醇，動脈硬化等心血管疾病的原因之一。

高密度（HDL）：

膽固醇 18%、磷脂質 50%、蛋白質 30%、三酸甘油脂 2 ～ 5%，任務完成後，回到肝臟貯存，俗稱好的膽固醇。

膽固醇除了上述兩種以外，還有一些蛋白質含量較少的，與前兩者合在一起的量，通稱為總膽固醇。

膽固醇構成荷爾蒙及細胞膜的成分外，大部份轉化成膽汁，在十二指腸分解及消化油脂。

 大部份的膽固醇是在體內根據細胞及器官的需求合成的，只有少量來自食物，所以不必要太在意食物中的含量。

低密度脂蛋白

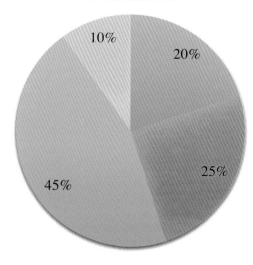

10%

20%

25%

45%

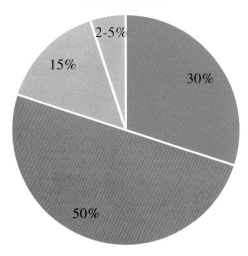

高密度脂蛋白

灰色：膽固醇
黃色：三酸甘油脂
橘色：磷脂質
藍色：蛋白質

膽固醇的誤導及迷思

　　膽固醇與心血管疾病（特別是動脈硬化引起的梗塞或中風）掛鈎已經50年了，我們都被灌輸「高膽固醇容易造成心血管疾病」這個概念，而醫學專家們也不斷呼籲人們用降低膽固醇的藥，少吃含膽固醇的食物。我們開始減少或避免吃一些高膽固醇的食物。照理說，國人罹患心血管疾病的機率應該會降低才對。

　　但是衛生福利部102年國人十大死因顯示，心臟疾病及腦血管疾病分居第二及第三位。

動脈硬化會影響到我們的心臟、腦、血管，但是硬塊（plaque）的成分含膽固醇、脂肪、蛋白質、鈣，所以心血管疾病不全然都是是膽固醇引起的，也可能是蛋白質的沈澱物（沈澱在血管基底）。

　　50 年來人們用不飽和脂肪（主要是 Omega-6 系的植物油）代替飽和脂肪，可是心血管疾病的人數不減反而增加！是因為，這類植物油含有的亞油酸（linoleic），如果遇到光和熱，容易氧化，產生害人的自由基及其氫化後產生的的反式脂肪才是罪魁禍首。

　　另外在 2009 年洛杉磯加州大學（UCLA）心血管疾病科發佈了一個消息，「75% 心血管疾病的住院病人，膽固醇正常或偏低」。

　　越來越多的研究顯示動脈硬化的原因不只是因為膽固醇或脂肪，血管脆弱發炎（糖化或低密度脂蛋白遭自由基攻擊）是主要原因。血管發炎有傷口時，膽固醇，蛋白質，鈣會凝結形成硬塊，即俗稱血管硬化。

　　人體 80% 的膽固醇在體內製造（約 100 公克，主要是肝臟），只有不到 20% 的膽固醇是由食物攝取。

錯誤的假設：

肝臟將進來的飽和脂肪，盲目的製造成膽固醇。

事實如下：

1. 肝臟不需要依靠飽和脂肪來製造膽固醇，不飽和脂肪和糖（碳水化合物）都可以變成膽固醇。

2. 肝臟視人體的供需平衡（homeostasis），來合成膽固醇，不需要靠食物。

3. 用食物控制膽固醇的效果大約 5 ～ 10%，藥物約 40%。用藥物強迫膽固醇下降會破壞人體膽固醇的平衡，會導致不良的副作用，特別是腦功能。

4. 腦的重量佔人體的 2%，含有的膽固醇約 20 ～ 25%，而膽固醇構成細胞的成分之一，以神經細胞最多。

為什麼身體需要膽固醇？

1. 修補血管的傷口。

2. 內分泌的前趨物。

3. 製造膽汁。

4. 陽光與膽固醇作用，會在皮膚製造維他命 D（與免疫系統骨骼、腦功能、糖尿病、心臟、腎臟、血壓、癌症有關）。

5. 免疫系統：膽固醇不夠時，白血球會減少。

6. 腦細胞的成分，缺少時腦細胞利用葡萄糖的功能會降低（與老人痴呆、帕金森氏症、癲癇等有關）。

7. 助神經傳導，恢復記憶力（是構成神經末端囊泡的主要成分，囊泡內含神經傳導物質）。

8. 降低膽固醇後，得到癡呆症、帕金森氏症，ALS（脊髓側索硬化症）、MS（多發性硬化症）的機率增加。

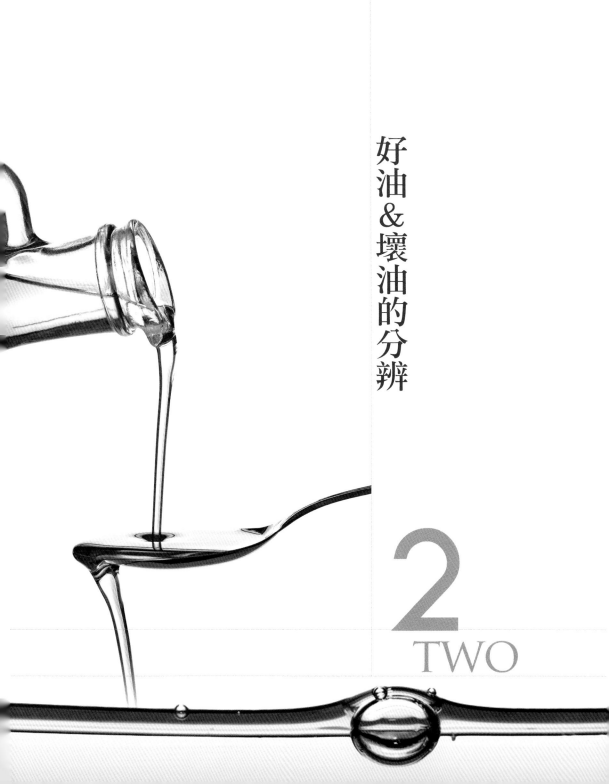

好油&壞油的分辨

2
TWO

油的基本常識

　　油在營養學當中是屬於六大營養素脂質類，從結構上來看，我們可以依據碳氫鏈上雙鍵的存在與否，來判定是飽和脂肪酸還是不飽和脂肪酸，我們可以簡單的這麼說，大部份的動物油都屬於飽和脂肪酸，而大部份的植物油都屬於不飽和脂肪酸（椰子油和棕櫚油除外）。

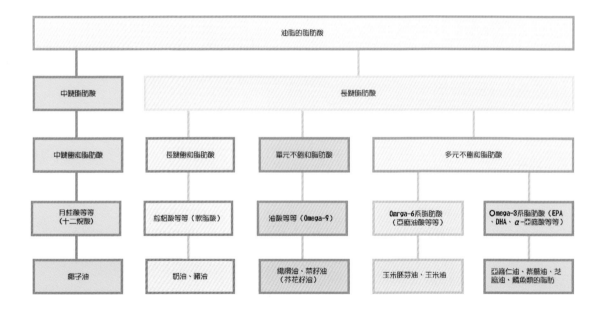

油的簡單結構圖

　　油的結構是碳（C）的長條式鏈狀組合，上下與氫（H）牽手，-C-C-C-COOH。

```
       H   H   H   H   H   H   H   H   H   H   H   H   H   H   H   H   H   O
       |   |   |   |   |   |   |   |   |   |   |   |   |   |   |   |   |   ‖
  H—C—C—C—C—C—C—C—C—C—C—C—C—C—C—C—C—C—C—O—H
       |   |   |   |   |   |   |   |   |   |   |   |   |   |   |   |   |
       H   H   H   H   H   H   H   H   H   H   H   H   H   H   H   H   H
```

飽和脂肪

飽和脂肪載滿他們能夠攜帶的所有氫（H）原子，即成為飽和。上面所顯示的範例是硬脂酸（stearic acid），一種常見於動物脂肪的十八碳飽和脂肪酸。

```
         H   H   H   H   H   H   H   H           H   H   H   H   H   H   H   H   O
         |   |   |   |   |   |   |   |           |   |   |   |   |   |   |   |   ‖
  H—C—C—C—C—C—C—C—C—C=C—C—C—C—C—C—C—C—C—C—O—H
         |   |   |   |   |   |   |   |           |   |   |   |   |   |   |   |
         H   H   H   H   H   H   H   H           H   H   H   H   H   H   H   H
```

單元不飽和脂肪

如果從飽和脂肪中移除一對氫原子，少了氫原子的碳原子互相間就必須行成雙鍵來維持分子結合的必要條件，結果就是不飽和脂肪。在這個例子中，所形成的就是單元不飽和脂肪。上面所顯示的範例是 Omega-9，主要見於橄欖油或苦茶油的一種十八碳單元不飽和脂肪酸。

```
         H   H   H   H   H           H           H   H   H   H   H   H   H   H   O
         |   |   |   |   |           |           |   |   |   |   |   |   |   |   ‖
  H—C—C—C—C—C—C=C—C—C=C—C—C—C—C—C—C—C—C—C—O—H
         |   |   |   |   |           |           |   |   |   |   |   |   |   |
         H   H   H   H   H           H           H   H   H   H   H   H   H   H
```

多元不飽和脂肪

如果缺少二對或二對以上的氫原子，而出現多於一個的碳雙鍵，則成為多元不飽和脂肪。上面所顯示的範例是亞麻油酸（linoleic acid）Omega-6，常見於大豆油、玉米油中的一種十八碳多元不飽和脂肪酸。

脂肪的結構分類

　　我們可以簡單的來判別，雙鍵越多，表示越不飽和，亦即飽和度較低，油脂不飽和的程度越高，在室溫下會呈現液態，而如果飽和程度越高，室溫下則易呈現固態[1]，一般來說不飽和程度越高，安定性越差，所以很多廠商為了求不飽和脂肪的安定，加了氫化的技術，將我們常食用的植物油，改變為反式脂肪。

脂肪酸的碳原子與雙鍵			
脂肪酸	碳原子數目	雙鍵數目	常見來源
飽和脂肪酸			
醋酸	2	0	醋
丁酸	4	0	牛油
已酸	6	0	牛油
辛酸	8	0	椰子油
癸酸	10	0	棕櫚油
月桂酸	12	0	椰子油
肉豆蔻酸	14	0	肉豆蔻油
棕櫚酸	16	0	動物與植物油
硬脂酸	18	0	動物與植物油
花生酸 (arachidic acid)	20	0	花生油
單元不飽和脂肪酸			
棕櫚油酸 (palmitoleic acid)	16	1	奶油脂肪
油酸	18	1	橄欖油、苦茶油
芥子酸	22	1	菜籽油*
多元不飽和脂肪酸			
亞麻油酸 (linoleic acid)	18	2	植物油
α - 次亞麻油酸 (alpha-lineolenic acid，ALA)	18	3	亞麻仁油
花生油酸 (arachidonic acid)	20	4	卵磷脂
二十碳五烯酸 (elcosapentaenoic acid，EPA)	20	5	魚油
二十二碳六烯酸 (elcosapentaenoic acid，DHA)	22	6	魚油

* 菜籽油含有高達百分之五十五的芥子酸－一種非常毒的脂肪酸。做為食用的菜籽油 (canola oil) 是以經過基因改造的油菜籽來製造，經改造後的油菜籽油只含有不到百分之一的芥子酸。

[1] 固態：椰子油於 23 度 c 以下，呈現固態。

油脂的功能及必需性

　　健康意識的口號常常是「少油、少鹽、少糖」就會多健康，在物質條件如此豐富的時代，一般人吃得太油，少點油的確少點負擔，但是我們生活中一點卻也不能缺少油，油脂在日常生活中扮演著舉足輕重的角色：

1. 提供能量：提供能量的油脂稱為三酸甘油脂（triglycerides），每公克可以產生 9 大卡的熱量，而每公克的蛋白質與醣類只能產生 4 大卡，所以油脂有一項功能就是和醣類一樣可以避免蛋白質作為能量使用，讓蛋白質用在更重要的部位（如肌肉、免疫系統、神經系統的維持）。

2. 內臟器官的保護與隔絕：脂肪可以保護重要的內臟器官，像是腎臟外圍或是女性的生殖器官與胸部的脂肪組織較多，可以減少外在的傷害。

3. 協助脂（油）溶性維生素的吸收：維生素分為水溶性（維生素 B、C）及脂（油）溶性（維生素 A、D、E、K），如果我們一點油都不吃或吃得太少，就會造成脂肪吸收不良，容易缺乏油溶性維生素。

4. 提供必需脂肪酸：所謂必需（essential）就是我們身體無法製造，必需從飲食中獲得，必需脂肪酸可分為亞麻油酸和 α-亞麻油酸兩類，亞麻油酸屬 Omega-6 脂肪酸，α-亞麻油酸屬 Omega-3 脂肪酸。

脂肪和蛋白質是哥倆好

　　細胞中的細胞膜、細胞質內外都有脂肪與蛋白質的結合體，我常開玩笑說「他們兩個是哥倆好，蛋白質充當脂肪的司機」。不過要注意的是，蛋白質只負載好油，不負載壞油。壞油如同孤兒，會到處寄生別的細胞，被依附的細胞會被包覆住，難以呼吸（缺氧）。被覆蓋

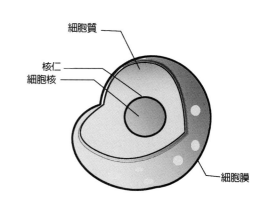

細胞質

核仁
細胞核

細胞膜

的細胞膜感覺遲鈍，不容易吸收葡萄糖，容易罹患糖尿病。

另一方面，最近的醫學報告指出「癌細胞是厭氧細胞，最喜歡缺氧的環境！」，為了身體健康，我們要多吃好油，少吃來路不明的油品。

細胞膜中含有許多的蛋白質，其結構如下：

油在自然界一定要與蛋白質結合

例如：
油＋半胱胺酸（Cisteine） ──→ 脂蛋白(水溶性) ──→ 細胞膜吸收利用

正常的細胞

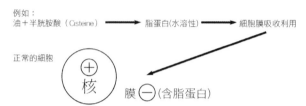

細胞分裂時，不飽和脂蛋白吸收氧氣，提供熱量，細胞分裂為二

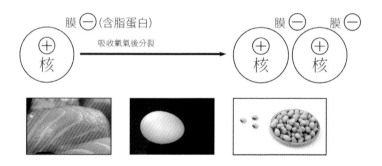

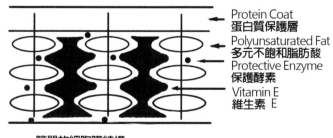

細胞膜的簡單結構 Simplified membrane structure

Protein Coat
蛋白質保護層
Polyunsaturated Fat
多元不飽和脂肪酸
Protective Enzyme
保護酵素
Vitamin E
維生素 E

簡單的細胞膜結構

最上層：蛋白質保護層（Protein Coat）

功用：

◆ 保護細胞膜。

◆ 運送不飽和脂肪酸（Omega-3 和 Omega-6）到細胞膜。

第二層：多元不飽和脂肪酸（Polyunsaturated Fat）

功用：

◆ 捉取氧氣及提供營養，進行正常的細胞分裂。

◆ 提供熱量（在粒線體中進行檸檬酸迴路，產生熱能 ATP）。

第三層：保護酵素（Protective Enzyme）（包括 SOD、穀 胱甘肽等）

功用：

◆ 保護不飽和脂肪酸免遭受自由基的攻擊（需要礦物質及維他命的協
   助）。

第四層：維他命 E（Vitamin E）

功用：

◆ 保護不飽合脂肪酸免遭受自由基的攻擊。

看不見的油

　　食用油的問題雖引起媒體與大眾的關注與重視，但是許多看不見的油
脂卻容易被人們隱藏與忽略，在不知不覺中，過多的油脂囤積在體內，我
們常常對可見的脂肪像是肥肉、豬皮、豬油避之惟恐不及，卻不知道每天
吃進去進的油，也已經無形中在吞噬我們的健康，或是，某些人聞「油」
色變，卻不知道某些食物當中，富含著對人體有益的「好油」。

　　看不見的油有以下兩種。

一、有疑問的油

1. 黑心調合油

　　調合油如果按一定的比例可以截長補短，可調合出對人體有益的油，但知名油品企業為了降低成本，賺取利潤，摻低價棉籽油和葵花籽油，並違法加入染色劑「銅葉綠素」。有專家指稱，棉籽油會產生棉酚的有毒物質，而按《食品添加物使用範圍及限量暨規格標準》規定，「銅葉綠素」依規定可添加口香糖、泡泡糖、烘焙類等食品，但不得使用在食用油。

2. 加工過的餿水油：

　　不肖業者將餿水油經過混合、脫色等加工處理後，賣給有 GMP 標章之合作夥伴，讓不知情的民眾吃下肚。餿水油又稱地溝油，指從餐廚中的廚餘或殘渣中提煉出的油，包括回鍋油等廢棄食用油。有專家指出，餿水油可能藏有黴菌或黃麴毒素，還有苯比、鉛等物質，恐有傷腎及致癌風險。

3. 加工過的飼料油：

　　飼料油的原料大部分來自於（病）豬、牛、羊或內臟磨成的粉，通常是拌著玉米粉一起來餵食動物，這些油品通常沒有精煉，用高溫煮過，容易氧化。

4. 加工食品的油：

　　許多市面上的零食、麵包在加工製作的過程當中，通常都會使用油以增添口味。但是，使用了哪種油？是否有如實的標註在成份表裡？就很值得商榷了。所以，除非對於廠商有十足的信任，還是少碰為妙。

二、榨油前的源油：最新鮮的油

　　前述看不見的油，是屬於有疑問的油，而另一種看不見的油則是屬於最新鮮的油，像是在種子、堅果、鮮奶、椰肉、豆奶、果實（如橄欖、酪梨）裏的油。另外有些魚類本身就富含 Omega-3（如青背魚），這些未經

過加工萃取的油脂都屬於源油。

1. 種子

　　像是葵花籽、芝麻、南瓜子與鼠尾草子等，皆富含不飽和脂肪酸及維生素 A 及 E，如果直接吃就不必擔心因加工過而喪失營養素或是已經氧化的缺點。

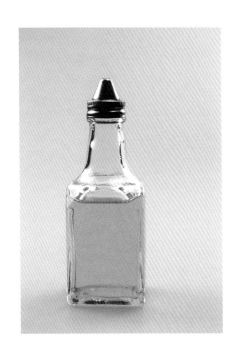

2. 堅果

　　堅果含少量飽和脂肪及多量不飽和脂肪，在果肉裡與蛋白質共存，具有不易氧化的優點，但是市售堅果常在加工過程中加入過多的糖、鹽或油脂來調味，在選購上應以清淡、無添加油脂堅果為佳。

3. 牛奶、豆奶

　　牛奶含有容易消化的短鏈脂肪酸及飽和脂肪，豆奶含飽和及不飽和脂肪，並含有珍貴的卵磷脂能增進記憶力。

4. 椰肉

　　椰肉可搾成椰子油或做成椰奶，其中所含的的中鏈脂肪酸，可以加速人體的新陳代謝，椰肉亦富含膳食纖維，不喜歡椰子油者，可以直接吃椰肉或以椰肉做成的椰奶。

5. 含油的果實

　　像是橄欖和酪梨，橄欖當中含有高度的單元不飽和脂肪酸 Omega-9 和維生素 E，酪梨則含有豐富的多元不飽和脂肪酸及纖維質，有「窮人的奶油」之美譽。

6. 青背魚

　　所謂青背魚，是指來自冰凍水域的青花魚、沙丁魚、秋刀魚、竹筴魚等，這些魚富含 Omega-3，可在體內轉化為 EPA 和 DHA，對心血管與腦細胞很有幫助。平常應多吃魚肉，以替代爭議性很多的魚油膠囊。

　　總之，提煉好的油，是為了使用方便，如要嚐鮮，就是攝取這類油的源食材。我個人習慣現磨芝麻粉、亞麻仁籽粉，就是這個道理。

健康的好油

　　經過這次劣油事件，揭露許多大企業竟然只牟自身利益，卻罔顧大眾健康。所以，我們應該嚴格監督政府與不法廠商抵制劣油，而為了自身的健康，我們也應該懂得如何辨識並選擇好油。

選擇草飼的牛羊奶

　　我們也常常藉由牛奶和羊奶攝取脂肪酸，但是現代的牛羊多吃飼料，許多飼主為了讓牛羊長得高壯，可能會添加生長激素或抗生素，更有許多不肖業者，為了省錢讓羊喝過期的奶粉。想要喝到品質好的奶，就是牛、羊的飼料品質要好，其中以用草飼的牛羊奶，品質最佳。我個人作豆漿優酪乳時，都使用有機奶粉。

多吃種子、堅果和青背魚肉

　　常常有廣告標語在說「一人吃兩人補」。的確，懷孕的媽媽吃的營養與否，對肚子裡寶寶的健康影響相當大，所以建議可多攝取天然而未加工的好油，像是種子、堅果與含油的果實（如橄欖、椰肉、酪梨）以及富含 Omega-3 的青背魚，對於孕婦和胎兒本身都很有幫助。

盡量買冷壓初榨的油

最好買第一道冷壓初榨的油，如果是有機認證的當然更好。這種油是最新鮮的，無需用溶媒提取。只要你在包裝上有叫做 extra virgin cold pressed，這就是指第一道冷壓初榨的油。

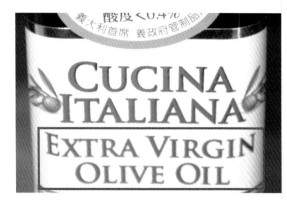

高溫和低溫用的油不一樣

除了椰子油比較耐高溫，幾乎所有的植物油都不耐高溫。所以烹調時，高溫選擇椰子油，中溫選擇含單元不飽和脂肪酸較多的橄欖油或苦茶油。

Omega-6（如大豆油、玉米油、芝麻油等系列的油）盡量用川燙的，至於 Omega-3（如亞麻仁油、紫蘇油）則只能涼拌沙拉。

不可靠的油

自從 2014 年爆發了黑心油事件，造成了民怨沸騰。這些大企業為了賺錢 滅良心的行為令人憤怒與失望。因此，身為消費者的我們，應該對油有更深一層的認識，預防將劣油吃下肚，以下，我就以自身的所學的知識和多年的閱讀經驗，教大家如何認識劣油。

回收油、飼料油、餿水油

2014 年是劣油事件頻傳的一年。其中鬧的滿城風雨的一件就是某廠

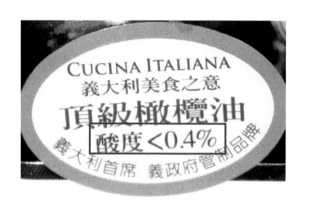

商回收餿水油、飼料油、回鍋油、廢食用油事件。其實，回收油如果能廢物利用，還可以做成肥皂，但不肖業者竟拿來做成食用油。

酸價是辨別油品新鮮與否的一個重要指標，通常剛出廠的食用油，酸價都控制在 0.5 mg/kg 以下，但油品如果被不斷使用與炒炸，當酸價高於 2.0 mg/kg 的時候，這些油就不適合人食用。回收油通常有一種油耗味，但很多油品經過精煉的過程已經脫色、脫臭，外觀上根本無法辨識，只能期待政府能制定更良好的法令，衛福部能更有效的檢驗油品的好壞，否則劣油事件只會一波未平一波又起。

人造油（反式脂肪）

常有專家與報導在說，反式脂肪是萬病的元凶。反式脂肪就是在不飽和脂肪的分子結構裡添加兩個氫原子，將原本的順式脂肪酸變成反式脂肪酸。因為早期一直宣傳動物性油脂含有較多的飽和脂肪酸，食用之後，容易誘發心血管疾病。因此，廠商改用富含不飽和脂肪酸的植物油，不過這種植物油在常溫下不穩定，容易氧化酸敗，人們便將植物油利用「氫化」的技術，在氫化過程中將一部份的脂肪改變為反式脂肪。這樣可使植物油更穩定、不易酸敗，還可以保存的更久，吃起來又特別酥脆。

我們常吃的人造奶油像是乳瑪琳就是含反式脂肪酸，越來越多醫學專家發現，反式脂肪對健康的危害比飽和脂肪有過之而無不及。

調合油

自從 2014 年 10 月某廠商爆發摻假油（摻低價棉籽油）事件後，調合油令人避而遠之。所謂調合油，就代表是兩種以上的油品混合而成，強調其兼顧 Omega3、6、9。不肖廠商為節省成本，有可能混合一些低品質的廉價油，所以我建議調和油可以自行在家中少量製作 [2]，不必去購買有可能是黑心油的調和油。

第二道以後的油

通常購買植物油，最好買第一道冷壓初搾的油，再次之就是第二道冷壓。以橄欖油為例，第一道壓出的油，叫做 extra virgin，是最高級純淨的油，第二道壓出的油叫做 Virgin，第三道壓出的油已經較黑不夠純淨，所以必須經過熱淨化處理，這級叫做 pure，至於第四道最後搾出的油通常用來做肥皂或工業用。最適合我們的當然是冷壓初搾橄欖油，第二道的油就不適合我們食用了，因為隨著每一次壓搾，橄欖油抗氧化的能力就會降低。但現在很多不肖業者，也運用不實標示，將混合不清的油貼上 extra virgin 的假標籤，以假亂真，令人防不勝防。

高溫烹調、加工烘焙的油及標示不明的油

我們常說，油一旦加熱過度，像是油炸或烘焙就是容易變質，因為每一種油的耐熱程度不一樣，那麼，怎樣辨識油的耐熱程度呢？我們可以從冒煙點來說明，也就是說當這種油開始達到冒煙點就變質了，像是大豆油和橄欖油的冒煙點只有 160℃，如果又拿來烘焙或是炸食物，就容易氧化變質，損害健康。

市面上很多的糕餅、零嘴，都有標示不明的缺點，像是標示植物油，並未標明是哪一種植物油，如果吃起來又酥又脆，很有可能是氫化過的植

---

[2] 見第四章 DIY 調和油 第 65 頁。

物油。標明奶油，也未說明是哪種奶油，很可能是人造奶油。酥油也未標明是植物性酥油或動物性酥油。總而言之，加工的食物酌量品嘗即可。

附錄：2015.04.11 龍山寺〈豐富生命幸福分享〉演講 PPT 整理

一、看不見的油

1. 油的提煉榨取過程（品質，來源，方法）我們看不到，消費者只有碰運氣⋯問題最多的是健康形象良好的橄欖油。

   Q：義大利的橄欖產量假設能提煉 1000 噸的橄欖油，為何有 2000 噸的橄欖油？

2. 加工食品的油：零食、麵包、伴手禮等多少都含有油脂（如反式脂肪、酥油、植物油、奶油），以增添口味。這些油脂的來源和加工過程，我們看不見，不能一概而論 對身體不好，但是油脂重複加工，還是加減酌量吃就好。

   案例：不要以麵包當主食，便利商店的麵包不要碰（添加物太多）。如要吃麵包，可吃法國麵包（魔杖），用油最少。

3. 調和油（含沙拉專用的瓶裝油）：賣場油品架上的油，雖然有成分及營養標示，但是真假我們看不到，廠商良莠不齊，建議還是少碰為妙，最好在家自己按口味自己少量調，如椰子油和芝麻醬 1：1 混合或是椰子油和橄欖油 1：1 混合都是很好的調和油。最近的油安事件就是調和油。

二、最新鮮的油

1. 油安問題後，市面上流行現磨的芝麻油、苦茶油，賣場也趁機推出榨油機。強調現榨的油最新鮮。我習慣吃沙拉、優酪乳或飯類時，

品名：　麵包菠蘿麵包　Melon Bread
原料：麵粉、水、蔗糖、蛋、棕櫚油、大豆油、葡萄糖、小麥蛋白、乳粉、玉米澱粉、粘稠劑（醋酸澱粉、磷酸二澱粉、乙醯化己二酸二澱粉、海藻酸丙二醇、乾酪素鈉、鹿角菜膠）、酵母、食鹽、香料（含棕櫚油、中鏈三酸甘油酯）、麥芽糊精、大豆卵磷脂、乳化劑（乳酸硬脂酸鈉、脂肪酸甘油酯、脂肪酸丙二醇酯、脂肪酸聚合甘油酯）、小麥纖維、刺槐豆膠、菜籽油、玉米油、β-胡蘿蔔素、硫酸鈣、碳酸氫鈉
保存期間：4天（系指未開封狀態且正常條件下之保存）
保存條件：28℃以下
有效日期：西元年月日（標示於包裝袋上）
淨重：102公克
原產地：台灣

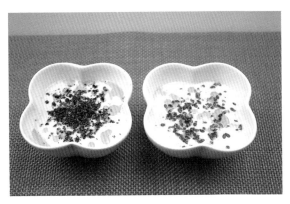 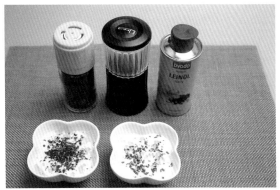

會現磨芝麻粉或亞麻仁籽粉灑在上面，台語「現磨ㄟ青」，實在有道理。目前可買到芝麻、亞麻仁籽油專用的研磨器，我曾經在人間衛視錄影〈頭腦好的人喝亞麻仁油〉時，示範給漂亮的主持人阿嬌看，獲得她按讚。

上圖是我在享用優酪乳（淋上亞麻仁油）時，趁機灑下現磨的芝麻粉及亞麻仁籽粉。

2. 自製豆漿優酪（有機豆漿、有機奶粉）：豆漿含黃豆油，外面的大豆油不要碰。多元不飽和脂肪容易氧化，可能是基因改造的大豆提煉的油，沙拉油等調和油不要碰。

奶粉含容易消化的飽和脂肪（短、中、長鏈），不要買加工過的脫脂奶粉。

3. 鮮奶：選擇初鹿、四方這些單一牧場的鮮奶。

4. 堅果、種子：含少量飽和脂肪、富含 Omega-6 不飽和脂肪、少量 Omega-3 與 Omega-9，少糖、少鹽、有用油炒過的不要碰。

5. 酪梨、椰肉、椰奶（不得有添加物）。

6. 青背魚（鮭魚、沙丁油、竹莢魚、秋刀魚等）。

7. 鼠尾草籽（奇亞籽）：沖泡有機蔬果汁、有機豆漿，含有 Omega-3、蛋白質、纖維、礦物質，近年來最紅的種子。

市售某健字號優酪乳的成分：水、脫脂乳粉、蔗糖、生乳、全脂奶粉、香料、甘油、乳糖酶…

王老師的花漾優酪乳成分：有機豆漿、有機奶粉、同步發酵配料（果乾、椰奶、味噌、泡菜等）、發酵菌粉。

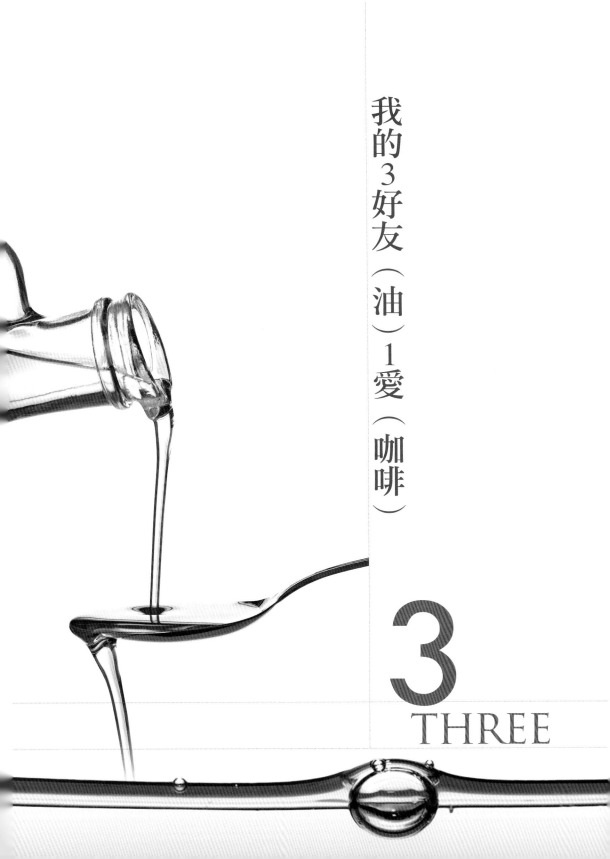

我的3好友（油）1愛（咖啡）

3
THREE

我的廚房三友（油）：椰子油、橄欖油、亞麻仁油

　　每次談到食用油的黃金比例時，我習慣以母乳中的脂肪酸結構去做譬喻。母乳中的油脂比例是最適合人類的，其中有 45% ～ 50% 的飽和脂肪（大部分是容易消化的中鏈脂肪，如椰子油的主要成分），35% 的單元不飽和脂肪（如橄欖油的主要成分：Omega-9），15% ～ 20% 的多元不飽和脂肪（如葵花油，大豆油的主要成分：Omega-6 及亞麻仁油的主要成分：Omega-3）。但是，現在的食品加工、餐廳等行業大多使用上述 Omega-6 系列油脂，造成人們攝取 Omega-3 和 Omega-6 的比例嚴重失衡，誘導了許多的過敏、發炎、自體免疫攻擊的案例，所以盡量少用這些不穩定、易氧化的油，只要吃點堅果、種子就夠了。

　　目前，我以椰子油、橄欖油、亞麻仁油三者交替食用及互相調和，飲食內容豐富又好吃，血液檢查的數據都正常（附 2015.04.02 的一般血液生化檢驗報告於 PXX 頁）我迫不及待想跟讀者分享，以下，我就來簡介這三種油對人體有什麼好處。

椰子油

　　我以椰子油優先的理由除了它含有母乳裡的主要成分中鏈脂肪酸（MCT）外，MCT 不需膽汁及胰臟消化酵素的分解與消化就可以從小腸經肝門靜脈吸收，並在肝臟快速轉換成能量。椰子油富含飽和脂肪酸，可耐高溫，不容易氧化，容易消化、吸收、被人體利用，不容易囤積成體脂肪，還能抑制細菌、病毒，無論是外敷、內用均兩相宜。

橄欖油

　　橄欖油含有單元不飽和脂肪酸 Omega-9 達 70% 左右，而多元不飽和

脂肪酸 Omega-6 約 10%，多元不飽和脂肪酸 Omega-3 則約 1% 及抗氧化多酚，可以說是不飽和脂肪酸當中最穩定、最不容易氧化的一種，不容易氧化的油脂最適合我們經常食用。而且橄欖油當中的 Omega-9 有助於降低 LDL（俗稱壞的膽固醇），卻可以提升 HDL（俗稱好的膽固醇），可以預防心血管疾病，被譽為「地中海的液體黃金」。

亞麻仁油

亞麻仁油含多元不飽和脂肪酸 Omega-3 達 40% 至 50% 之間，根據日本醫學專家山田豐文研究，每個人攝取 Omega-3 和 Omega-6 的比例應該在 1：4，但現代人都已達到 10：1 的數據，可見嚴重失衡，不過亞麻仁油的耐熱性不如椰子油和橄欖油，比較容易氧化變質。所以，食用亞麻仁油最好是直接涼拌，不要加熱最好。

食用量的優先順序：椰子油＞橄欖油＞亞麻仁油

DIY 調和油

市場上調和油很多，這幾年出問題的多是這些暗藏黑心油的調和油，建議讀者在家自己做，以下是本人這幾年極力推廣得意的調和油。

椰子油的香氣和橄欖油的辛辣味，有人可能不習慣。做成調和油後，味道比較平實、容易入口。做成調和油後，含有脂肪酸的種類也比較多，功能可以多樣化，即俗稱單方不成藥。

這種油可以用在哪？

1. 沾食麵包。
2. 拌菜、麵或飯
3. 炒菜、麵或飯等高溫烹調。
4. 烹飪薑黃飯（煮飯時，酌量置入薑黃，椰奶，蔥蒜油）。

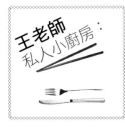

健康調和油

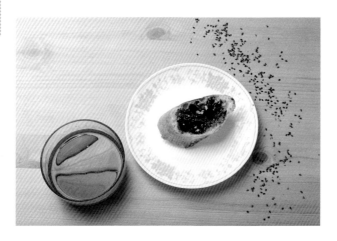

椰子油調和油

材料：
椰子油、橄欖油、亞麻仁油、芝麻醬

比例用途：
椰子油＋橄欖油 1：1，沾食麵包，水煮菜，拌熱菜、麵、飯或沙拉，中溫烹調。
椰子油＋亞麻仁油 1：1 或椰子油＋橄欖油＋亞麻仁油 2：1：1，沾食麵包、沙拉。
椰子油＋芝麻醬 1：1，沾食麵包，拌麵或飯。

說明：

1. 將上列油品直接混合，裝瓶或置於有蓋子的玻璃碗，常溫保存。

2. 可酌量灑下現磨的亞麻仁籽粉或芝麻粉，以增添口味及功能的相乘效果。

3. 冬天或置於冰箱凝結的椰子油及其系列調和油，使用時可以湯匙挖取或置於溫水的碗，隔水加溫溶化。

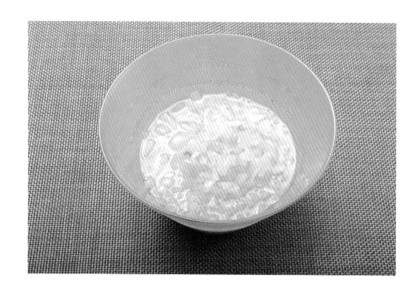

蔥蒜調和油

材料：

大蒜十瓣、中型洋蔥一顆、椰子油 250ml

步驟：

1. 將大蒜十瓣和中型洋蔥，細切後置於有蓋子的平底鍋或節能燜燒鍋

2. 倒入 250ml 的椰子油，小火燜煮約 15 分鐘。

3. 用煎鏟輕輕壓搾鬆軟的大蒜、洋蔥，使蔥蒜汁與椰子油密切融合、濾渣，冷卻後，裝瓶或置於有蓋子的玻璃碗，常溫保存。

4. 蔥蒜渣請另外裝碗，置於冰箱冷藏。

說明：

1. 請酌量灑下現磨的亞麻仁籽粉或芝麻粉，以增添口味及功能的相乘效果。

2. 蔥蒜油的構想來自於油脂先鋒，曾獲得七次諾貝爾獎提名的德國生化醫學博士，巴德維的名著：油脂融合於蛋白質的食譜。

Omega-3 系列油漲停榜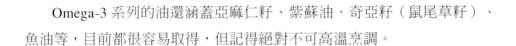

　　Omega-3 系列的油還涵蓋亞麻仁籽、紫蘇油、奇亞籽（鼠尾草籽）、魚油等，目前都很容易取得，但記得絕對不可高溫烹調。

亞麻仁籽

　　亞麻仁籽的拉丁文為「Linum usitatissimum」意思是「萬用植物」，外型為棕紅色的種子，亞麻仁籽最大的特點就是富含 Omega-3 脂肪酸家族的 α - 次亞麻油酸，對預防癌症和心血管疾病皆頗具功效，也富含維生素 B 群，有助於消除疲勞和維護皮膚健康等。

紫蘇油

　　紫蘇油顧名思義就是以紫蘇提取的油，含多元 Omega-3 肪酸家族的 α - 次亞麻油酸可達 60% 以上，幾乎是所有含 Omega-3 系植物油最高的一種，α - 次亞麻油酸對於調節三高（高血壓、高血糖、高血脂）有顯著效果，如果經常過敏的人，喝紫蘇油也很有療效。

奇亞籽

　　奇亞籽就是鼠尾草的種子，富含 Omega-3 和 Omega-6 的多元不飽和脂肪酸，其中又以 Omega-3 的比例最高，奇亞籽除了能預防心血管疾病、活化腦細胞，其豐富的膳食纖維，還有助於增加飽足感，及調節腸道機能，最近很紅。

魚油

　　魚油就是提煉自魚身上的油脂，富含 Omega-3 多元不飽和脂肪酸，

內含天然的 EPA 及 DHA，EPA 與 DHA 具有降低體內三酸甘油酯濃度的功效，可預防心血管疾病，並且也有助於對抗過敏。DHA 能活化腦細胞，預防腦細胞退化，有「腦黃金」的稱譽。

蔥蒜渣蒸魚

材料：
鱈魚或鮭魚一片、蔥蒜渣適量、鹽少許
步驟：
1. 將魚置於盤子上，在魚肉正面鋪上蔥蒜渣、鹽。
2. 以節能悶燒鍋或電鍋悶煮 15 分鐘。
說明：
拌食或熱炒飯、麵、菜，薑黃飯（煮飯時，可酌量填加薑黃）。

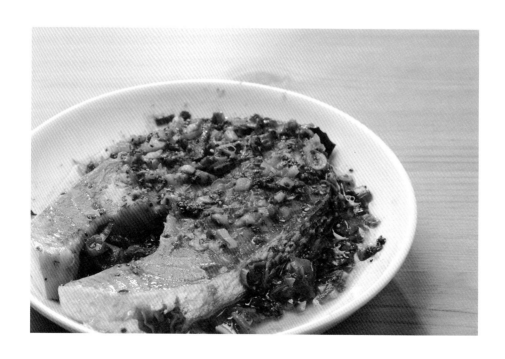

椰子油的邂逅

　　第一次對椰子油感到好奇，要追溯到 2012 年，推薦美國抗老醫美權威裴禮康的名著《永保青春：新陳代謝飲食法》，書中第 124 頁提到「椰子油是一種超級食物，我自己每天都會吃」。

　　之前，僅知椰子油是一種飽和脂肪，沒有甚麼概念。更進一步認識椰子油，則是 2013 年在香港有機食品展，閱讀到那本椰子油權威醫師，布魯斯・菲佛寫的《油漱療法的奇蹟》，並帶回來。自己實踐用椰子油漱口三個月，有實效之後，介紹給晨星出版社翻譯成中文版，並訂閱作者的電子報，經常可以閱讀到他與粉絲們討論椰子油的疑難雜症。藉機也得知他的另外一本暢銷書《椰子油的妙用》，鼓勵出版社購買中文版權，並推薦因椰子油油漱法改善牙周病的大兒子將書翻成中文，翻譯期間，我用英文版在社區大學、神采飛揚長青協會，興致勃勃地以理論兼廚房課，帶動椰子油的風潮，成功擁有眾多的粉絲。

椰子油出頭天

「好油 vs. 壞油－少油的迷思」

　　當前保健資訊中最大、最不正確的迷思之一當推「少油」的觀念！要擁有一個健康的身體，適量且好的三大巨量元素「碳水化合物、蛋白質、脂肪」缺一不可。許多身體需要的養分與能量轉換端賴「好油」的配合，如鈣質與脂溶性維生素 D-3 的吸收即為一例。而當身體的油脂吸收不足時，身體的各項機能便無法正常運作，少油所帶來的是，另一類型的養分不均衡與身體功能失調。

　　現代慢性疾病的產生，很大一部分來自於過度攝取「已經氧化的油脂」。即使是專家公認的好油，只要「氧化」過後，身體組織變無法正常

吸收與作用，甚至必須耗費更多的「酵素」來處理已經氧化的油脂。

好油的前提必要條件：不易氧化

人體需要的好油，除了在 Omega-3、6、9 的平衡之外、我們碰到最大的問題來自於不飽和脂肪酸（即市售號稱健康的油）在生產過程中的過度氧化。這些不飽和脂肪酸在生產過程、包裝方式的選擇、運送過程，一路到上架販賣，所接觸到的空氣與光線足以讓原本的好油變成已經氧化的壞油。更甚者，大部分的不飽和脂肪在經過加熱（亦即一般的烹調過程）後，便氧化與被破壞，即使熱度並未達到該油品的冒煙點。

因此，不論何種油品，以健康烹調的角度來說，好油的前提必要條件必須是不易氧化。而且可加熱。

椰子油的奧祕：不易氧化、可加熱的飽和中鏈脂肪酸

冷壓、未精製的椰子油為約 92％的飽和脂肪，因此，椰子油在接觸空氣或光線後幾乎不會氧化；同理，椰子油即使在一般加熱過程中也不會氧化與被破壞。

椰子油，除了其飽和脂肪的特色之外，最重要、對人體最健康的奧祕在於其中含有約 63％的中鏈脂肪酸〔 48％的月桂酸（lauric acid）、8％的辛酸（caprylic acid）、7％的癸酸（capric acid）、以及 0.5% 的己酸（caproic acid）〕！

中鏈脂肪酸的特色

美國椰子油之父：布魯斯·菲佛，長年研究椰子油的相關學術論文與文獻，配合他數年來的臨床經驗，歸類出下列中鏈脂肪酸的特色。

中鏈脂肪酸特色一：易分解、不囤積、不影響膽固醇的高低

中鏈脂肪酸不同於一般市售不飽和油脂或其他種類的飽和油脂中的長

鏈脂肪酸。中鏈脂肪酸由於其分子結構中「碳鏈」較長鏈脂肪酸來的短，因此具有易消化、直接提供能量給細胞的特色。

一般的長鏈脂肪酸需要經過唾液、膽汁、脂肪酵素的乳化或分解，再轉換為脂蛋白，經淋巴血管送達給身體細胞利用，以排列在葡萄糖之後的順序提供給身體能量；因此，當身體能量足夠時，過剩的長鏈脂脂酸就囤積下來。

中鏈脂肪酸，因其「碳鏈」較短，不需要經過這麼長的消化過程，直接在小腸吸收後經肝門靜脈送往肝臟轉換為「酮體」，提供身體細胞相同於「葡萄糖」順序的能量使用。因此，中鏈脂肪酸並不會被轉換為脂蛋白，而是轉換為酮體馬上提供身體能量，並不會有囤積的問題，亦即不再被轉換回體脂肪囤積在身體中。

最後，也因為中鏈脂肪酸具有快速轉換為能量，不影響身體中膽固醇的囤積與高低。根據研究，顯示中鏈脂肪酸具有降低低密度膽固醇（俗稱壞的膽固醇）、提高高密度膽固醇（俗稱好的膽固醇）的作用。

中鏈脂肪酸特色二：快速能量供給、得以取代葡萄糖

中鏈脂肪酸因具有上述優點，快速轉換成酮體以及直接提供細胞能量的特色，因而得以取代葡萄糖在消耗更少的體內酵素的前提下，提供身體細胞所需的能量。

近年來，椰子油提煉的中鏈脂肪在國外的一些醫院，以點滴的方式為新生兒、老人、重病患者等消化系統不健全的族群提供能量。

另外，中鏈脂肪酸的「酮體」轉換以取代葡萄糖的特色，也為胰島素不足或胰島素功能失調而無法將葡萄糖轉換為細胞能量的人，提供了一個替代的能源方案。

近年來，以椰子油（中鏈脂肪酸）治療阿茲海默症、帕金森氏等因腦部胰島素不足，無法利用葡萄糖作為能量，所導致的症狀取得相當的成功，即是中鏈脂肪酸以「酮體」取代葡萄糖提供腦細胞能量的一大案例。

中鏈脂肪酸特色三：加速與提高新陳代謝

　　人體的新陳代謝活動之一為人體吸收食物時所產生的「生熱作用」，由「生熱作用」來刺激細胞活動、吸收能量。一般的認知下，在三大巨量元素中，以蛋白質具有最好的「生熱作用」，這也是在吃肉過後容易覺得有能量，而素食者容易感到能量不足的原因。

　　中鏈脂肪酸由於其易分解、直接對細胞提供能量方式，因而在人體吸收後所產生的「生熱作用」甚至較蛋白質來的快；也因此，中鏈脂肪酸具有讓細胞活動更活躍，讓身體燃燒消耗儲存為體脂肪的長鏈脂肪酸。

中鏈脂肪酸特色四：瘦身、減重

　　一般的油脂，即長鏈脂肪的單位卡路里約九大卡。然而，中鏈脂肪酸因其碳鏈較短的緣故，以椰子油為例其單位卡路里只有約七大卡。

　　在配合中鏈脂肪酸加速與提高新陳代謝的作用下，以椰子油為主要食用油，在相同的進食量下，產生的卡路里會降低，而身體所燃燒的卡路里與產生的能量卻會增加。在這個原則下，椰子油的攝取有助於減肥瘦身，尤其是對於移除腹部所囤積的以長鏈脂肪酸為主要來源的體脂肪更是有顯著的作用。

中鏈脂肪酸特色五：天然的細菌、病毒、黴菌殺手

　　大部分的細菌或病毒（如愛滋病毒、皰疹病毒、C 型肝炎病毒等）是以鬆散的油脂細胞膜為主而生存的；中鏈脂肪酸因其油脂、短鏈的特色，除了容易與這類型的細菌、病毒吸附之外，其短鏈的特性使其容易侵入細菌與病毒的鬆散細胞膜，進而分解、破壞他們的結構，令其死亡。

　　椰子油中所含的月桂酸、辛酸、癸酸、己酸都被證實具有上述的作用，但是並沒有任何的副作用。

中鏈脂肪酸特色六：護髮、護膚聖品

　　人體只有某一個器官在特殊的狀態下會產生中鏈脂肪酸。這個器官即為人體最大的器官—皮膚。皮膚的面積最大、同時也是直接接觸體外細

菌、病毒、黴菌等外來攻擊最多的器官，人體則是以皮膚毛囊、皮脂細胞中所分泌的中鏈脂肪酸來做為身體的第一道防線。

在保養皮膚上，所有的保養方式集中在提供皮膚相當的水分以及抗氧化物，來防止皮膚受損、老化。

市面上絕大部分含油脂的保養品，除了以月桂酸為有效成份之一之外，做為基底的油脂卻大部分是植物油，嚴格來說應為已氧化的植物油。因此，如同食用植物油一般，一般人大量的在食物與保養品中攝取大量的氧化植物油，進而提高身體、皮膚氧化的程度。

因此，以中鏈脂肪酸為主的椰子油，不僅有直接提供皮膚毛囊、皮脂細胞其所需要的中鏈脂肪酸，進而有快速保養、修復皮膚的作用之外，亦會協助移除死掉的皮膚細胞、進而加強皮膚組織的功效。同理，中鏈脂肪酸對頭皮、頭髮也具有類似的作用。

基於相同的道理，含有大量中鏈脂肪酸的椰子油對於修復日曬後因紫外線而受傷的皮膚有非常好的作用，是最天然的防曬保養品。

上述椰子油的特色，亦見於美國抗老化醫美權威 裴禮康博士的名著《永保青春：新陳代謝飲食法》，書中提到椰子油活化甲狀腺功能，其生熱作用媲美肉類的蛋白質。因此能促進新陳代謝，快速溶解腹部脂肪，對於不喜歡肉食者（如我）是一大福因，也就是椰子油躍升為我的新愛的最大理由。

失智症（認知症）的過程及飲食療法

大腦與失智症的祕密

大腦的重量約 1300 公克，由蛋白質與油所構成，乾燥後 60% 是油，其餘的是蛋白質。德國生化醫學家，巴德維常常強調自然界中油脂與蛋白質是哥倆好，融合在一起。實在有先見之明，除了食物以外，人體的細胞

膜、膽固醇、腦組織等都可以看到蛋白質與脂肪相依為命的鏡頭，所以從食物攝取來的蛋白質和油的品質，絕對不能忽略。

　　大腦透過神經細胞跟全身的細胞，器官連線與傳遞訊息，所以講到失智症時，就要談到油。失智症的原因很多，目前尚未完全清楚，也沒有藥品能夠完全治癒。暫時就以油的角度去探討，目前最熱門的食療方向是從食用油的角度去下手。

失智症的過程：注意力下降→遺東忘西→容易動氣，口氣尖銳→憂心沖沖→不認得親友→不認得位置，住址，出外回不到家→狂想→暴力傾向→進入精神病院。

（一）

　　糖尿病的後期，有些人會得到失智症，因為血液中的葡萄糖無法被細胞（含腦細胞）利用，腦細胞得不到養分，細胞會萎縮。而身體退化之後，吸收能力沒有那麼強。一般油品多是長鏈脂肪酸，吸收需經過全身後才會到轉化成酮體，進入大腦。而椰子油含中鏈脂肪酸，快速從小腸吸收，經肝門靜脈直接到肝臟，轉化成酮體，進入大腦提供能量。也就是說「椰子油比其他油品更容易吸收到大腦」（詳細內容機制，請見《椰子油的妙用》）。

　　前一陣子媒體報導某大財團負責人的媽媽因服食椰子油煎蔥油餅，2～3個月後，改善了失智症，奇蹟似的可以叫出忘掉好幾年的小姑婆名字，一時之間，市面上的椰子油銷售一空。我也趁機去找當事者提到的那本書，認真的閱讀，從中得知作者瑪麗醫師（Mary T. Newport），每天早餐給她 50 幾歲就得失智症的老公，吃融合椰子油的燕麥粥。我的學員粉絲們都知道王老師的口頭禪是「甚麼病都不怕，最怕老人痴呆症」現在蔥油餅及燕麥粥，也成為我的早餐之一了。

（二）

　　高齡化社會的日本，失智症的人口劇增，聽說已接近樂齡族人口數的 15%，專家學者紛紛指出是因為亞麻油酸 Omega-6 系列的油在作怪，即美系的沙拉油（大豆油，葵花油，玉米油及其衍生的氫化油），這些油脂因多重加熱加工，含高百分比的亞麻油酸因熱氧化，滋生的自由基，摧毀了腦細胞的功能。台灣的情形應該跟日本差不多，因為餐飲，零食的內容差不多，裏面的油脂幾乎都是上述的沙拉油系列，便利商店架上的加工品，仔細看成分，實在令人擔心。

　　沙拉油脂 Omega-6 跌停板、Omega-3 相應的油卻漲停版，以下例舉相關書的封面主標題，有興趣的讀者可以去找尋閱讀：

1. 恐怖的植物油，縮短生命（日文書，尚未有中譯本）
2. 魚油：天然抗炎聖品（晨星出版）。
3. 吃青背魚就不會生病，預防萬病之元：慢性發炎（Omega-6 油引起）（日文書，尚未有中譯本）
4. 不想生病，就改變油脂。反式脂肪是近百年來食品業最大的惡魔（日文書，尚未有中譯本）
5. 其實，你一直吃錯油（天下出版）
6. 沙拉油損害身體及大腦（日文書，尚未有中譯本）
7. 不想得到認知症，就改變食用油（日文書，尚未有中譯本）
8. 腦內淨化，顧好大腦，關鍵在油（日文書，尚未有中譯本）
9. 頭腦好的人都喝亞麻仁油（晨星出版）

　　以上九本書都把日益增加的失智症都歸罪於沙拉油（大豆油，葵花油，玉米油，氫化油），補救的辦法都是攝取 Omega-3 系列油，怪不得這幾年魚油，亞麻仁油的膠囊，亞麻仁油，鼠尾草籽，亞麻仁籽那麼流行。

　　我的飲食內容，這幾年一直勵行這兩大方向，並搭配低溫烹調及閱讀養生，血液檢測都合乎標準，相信也會與失智症絕緣，繼續推廣：「I am aged person（樂齡族），not old person（老人）。」

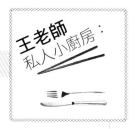

蔥蒜油番茄

材料：
中型番茄一顆、蔥蒜油一匙
步驟：
1. 將中型番茄用水蒸五到十分鐘。
2. 淋上自製蔥蒜油或其他椰子油系列調和油。
說明：
　　可搭配一片塗抹椰子油芝麻醬的法國麵包及椰子油拿鐵（咖啡或紅茶），早餐後保證神清氣爽。

王老師的新愛：椰子油咖啡

　　關心咖啡的品質是 2006 年十月，在德國鄉間的〈布魯士哥森養生營〉初體驗咖啡淨化，並於 2010 年與北醫校友陳國耀共同審訂推薦《百藥之王：一杯咖啡的藥理學》後，從此網路上不時會報導我如何每日力行咖啡淨化的資訊，讀者應可體會我比別人更重視咖啡品質的理由。

　　2014 年十月審訂《椰子油的妙用》時，得知椰子油融入咖啡的好處，我的咖啡姻緣又更上一層樓。

咖啡勸世文：你喝對咖啡了嗎？

　　咖啡豆也含有油脂，所以在討論好油、壞油時，也應該同步關心到咖啡豆裏油脂的品質，目前咖啡已經全民化了，我們有義務提醒消費者務必要重視這個問題。咖啡豆如果保存不當，或置放太久，咖啡中的脂肪與空氣接觸的時間愈長，被氧化的機會就愈高，這時候不但美味盡失，被氧化

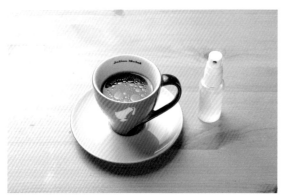
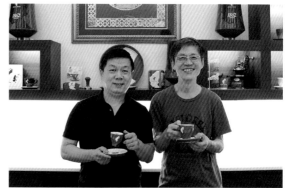

Juliue Meinl 1862，我的另一個咖啡好友。

的脂肪對健康也具有負面的影響。建議各位，購買咖啡豆時要找靠得住的烘焙業者，少量購買（如買油一樣，切忌購買大包裝），享用完前幾天再訂購，隨時保持咖啡豆的新鮮度。

所以對愛喝咖啡的人而言，一天喝多少杯不是真正的問題，是否喝到了純淨健康新鮮烘焙的咖啡才是我們要重視的，不是嗎？

首先要對鍾情於義式咖啡的朋友說聲抱歉，因為卡布奇諾、拿鐵等雖然是市場上的顯學，但是在調製的過程中使用了份量不少的牛奶，甚至不當地對牛奶加熱，都讓他們帶有不是那麼健康的陰影，至於以奶精（無論液體或粉狀）替代牛奶的就更不值得一提了，而天天喝罐裝咖啡的人就完全不要在乎健康與否了。那是不是喝黑咖啡就是最好的選擇了呢？答案是不一定！雖然黑咖啡在沖煮或飲用的過程不添加其它的材料，但是隱藏在這杯黑水裏面的真相是大有玄機的。

咖啡從收穫果實開始，到加工成咖啡豆，是一個非常繁複的過程，這中間讓咖啡豆產生變化的因素也非常多，造成各式各樣的瑕疵豆（缺陷豆），這樣的瑕疵豆不但影響外觀、風味更會對健康產生不良的影響。以下把幾種常見的瑕疵豆介紹給大家。

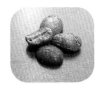

全黑豆／局部黑豆：本來應該呈現淡淡青綠色的生豆變成黑色，不成熟的豆子在精製的過程中過度發酵，導致微生物感染，味道混雜，酸臭味、霉味、藥物味（酚味 phenoic）等等，可能含有生物毒素。

酸豆／局部酸豆：生豆呈現黃色、黃褐色或紅褐色外觀，通常伴隨發黑的胚芽，採收或後處理時微生物入侵感染，發生污染性發酵。只要有一粒就有刺激性酸味和噁心的味道。

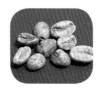

黴菌感染豆：生豆呈現黃色、黃褐色或紅褐色斑點，有時斑點上有粉狀物。儲存不良是主因，如散發孢子會感染其他豆子。味道混雜，發酵味、霉味、土味、酚味等，可能含有生物毒素。

蟲蛀豆：生豆有蟲蛀的孔洞，超過 3 個孔就列入嚴重蟲蛀。主要是受到咖啡螟蟲（Hypothenemus hampei）的侵入而造成。具腐臭味、濁味、霉味、刺激性酸味等，影響熟豆外觀。可能含有生物毒素。

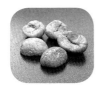

未成熟豆：包裹著黃綠蒼白的銀皮且不易剝離，生豆內彎。因為不成熟，豆子裏的成份不足而且生澀居多，有稻桿味或草青味，會嚴重破壞口感，影響熟豆外觀。

萎凋豆：生豆外觀如縮水般皺褶。起因於營養不良，因此造就不出好咖啡的滋味，呈現乾草味影響熟豆外觀。

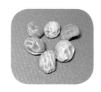

浮豆：呈現蒼白外觀，放入水中會浮起來。加工時過度乾燥造成。有時有發酵味、霉味、土味等味道或異味不強烈，但是會影響咖啡的滋味。

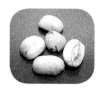

帶殼豆：脫殼處理時不當，咖啡豆外層的羊皮層（parchment）未脫去，通常可被篩撿出來。

貝殼豆：狀似貝殼，因為遺傳基因的變異造成。因為形體單薄，烘焙時較易碳化產生焦味。過多炭化的成份會對健康產生不良的影響。

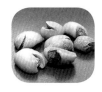

破裂豆：精製過程損傷，如脫殼、水洗等，有時破損邊會變成黑色。有發酵味、霉味、土味等味道，烘焙時也較易碳化產生焦味。影響熟豆外觀，過多碳化的成份會對健康產生不良的影響。

其他異物：非咖啡的雜質，包括樹枝，石塊，銅板等。產生各種異味。

死豆（白豆、奎克豆 quaker）：咖啡烘焙後應該變成咖啡色，但是有些豆子因為本身品質的問題無法被烘焙變色，只呈現出很淡的顏色，打碎之後，氣味非常難聞，是一般市售咖啡豆臭噁心味道的主因。

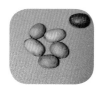

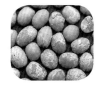

完美的生豆

重點是當這些瑕疵豆經過烘焙後，從外觀上並不容易辨識出來，更何況磨成粉後，就完全無法辨認了，所以對咖啡風味及健康上的影響是超乎想像的。

　　比較可惜的是，基於成本的考量，並非所有的咖啡業者會認真地篩除瑕疵豆，而只是利用加工的技巧和販賣的手法使它們不見於世，試想即使在現煮咖啡店裏，店家曾經把要煮給你喝的咖啡豆讓你看仔細了再煮嗎？其實為了確保該有的權益我們都應該這樣的要求店家。

　　如果你是自己在家沖煮咖啡，也一定要挑選出可能存在的瑕疵豆之後再享用。

　　最近咖啡得到很大的平反，有關飲用咖啡的好處的報導愈來愈多，從心血管疾病到癌症，正面的實驗成績都確認咖啡的功能。但是並不代表所有的咖啡都具備這樣的能耐，如何精挑細選一款好咖啡，是我們想要獲得咖啡好處的前提，這也是進入精品咖啡（Specialty Coffee）的重要關鍵。至於什麼是精品咖啡就容來日再述了。

　　上述的各種瑕疵豆，不但嚴重的影響咖啡的風味，更可怕的是潛藏的毒素，對我們的健康造成威脅，特別是一種稱為赭麴毒素（ochratoxin）的物質，將可能造成腎臟毒性，若長久累積，嚴重的甚至會致癌，衛生署也已經訂定赭麴毒素的安全標準。

　　造成赭麴毒素最主要的原因來自儲存不當，受到黴菌感染，這也是我最近積極提倡「小量烘焙、限時用完」概念的由來，因為烘焙好的熟豆在第 3 天開始進入最佳風味期 10 天之後則會慢慢衰減，到 20 天已經是品味一杯好咖啡的極限了，而存放不當、過久的咖啡受到污染的機會也越大。

（文章引用 刁嘴咖啡俱樂部）

感食咖啡講座預約專線：

刁嘴咖啡俱樂部 0921-145555（陳國耀）、安緹手沖咖啡館 02-26209596（賴志南）、地球人精品莊園咖啡 04-22271679（周振輝）

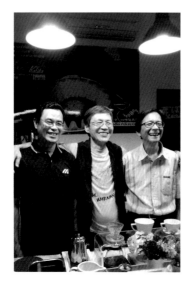
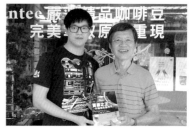
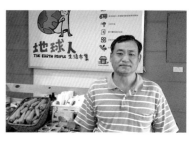

椰子油熱飲（咖啡、茶、巧克力等）只要用椰子油小噴瓶酌量噴些椰子油在熱飲上，就是王老師的最愛。

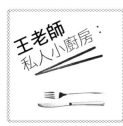

椰奶拿鐵

材料（三杯份）：

香蕉一根、椰奶 50 ml(或椰子粉 50 公克)、有機無糖豆漿 360 ml、咖啡 200 ml

步驟：

1. 將香蕉、椰奶與豆漿放在調理機攪拌成濃汁備用。

2. 分成三杯、將一杯當成基底，注入約 200 ml 的咖啡（也可換成紅茶或巧克力）。

說明：

　將香蕉換成半碗的黎麥小米粥就是黎麥小米椰奶了！（不須加咖啡等熱飲）。

延伸閱讀

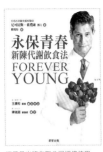

經晨星出版有限公司授權使用

《永保青春：新陳代謝飲食法》

　　利用食物的養分啟動基因，阻隔細胞發炎，延長細胞生命，就可以抗老化，減少皺紋，改變肌膚的活力，讓皮膚光滑，維持容光煥發。教你啟動基因營養學，運用飲食策略，改變你的基因，延長細胞生命、延緩老化、維持健康，同時讓你減少皺紋、更加青春美麗。

作者：尼可拉斯・裴禮康　譯者：蔡宛均

晨星出版，定價 350 元

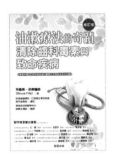

經晨星出版有限公司授權使用

《油漱療法的奇蹟》

　　用醫學的角度分析口腔病菌與齒科治療上的致命危機，並提供一種簡單人人都能做的治療技術「油漱療法」：用油清潔口腔讓身體達到排毒與治療的功效。如果你有呼吸不順、齒齦出血、蛀牙或牙疼的情形——你會需要這本書！如果你苦受氣喘、糖尿病、關節炎、偏頭痛或是任何慢性疾病的侵擾卻手足無措的話，本書肯定能提供你所需的解決之道。

作者：布魯斯・菲佛　譯者：謝嚴谷

晨星出版，定價 290 元

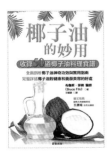

經晨星出版有限公司授權使用

《椰子油的妙用》

　　讓每個人都能親身體驗椰子油奇蹟般的療癒功效。椰子油到底有多麼神奇呢？就從現在開始，徹底瞭解椰子油吧！

作者：布魯斯・菲佛　譯者：王耀慶

晨星出版，定價 290 元

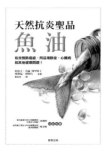

經晨星出版有限公司授權使用

《魚油：天然抗炎聖品》

魚油是讓身體遠離慢性發炎威脅，最天然、最安全最有效的抗炎好物。有效預防癌症、阿茲海默症、心臟病和其他健康問題！

作者：約瑟夫・馬倫／傑佛瑞・博斯特　譯者：郭珍琪

晨星出版，定價 250 元

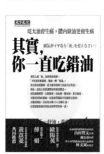

經遠見天下文化出版股份有限公司授權使用

《其實，你一直吃錯油》

左右我們健康狀態的主要因素並不是遺傳，而是食物中所含油的種類。正確認識油，以及每天喝 15 cc 亞麻仁油，是想要健康過活的你必須學習的第一課。

作者：山田豐文　譯者：陳光棻

天下文化，定價 250 元

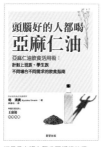

經晨星出版有限公司授權使用

《頭腦好的人都喝亞麻仁油》

亞麻仁油：富含人體最缺乏的 Omega-3 不飽和脂肪酸，是人類最應該每天攝取的優質食用油。喜歡外食與甜食者，一定要補充含豐富 Omega-3 的亞麻仁油。它是腦細胞活化的泉源，不僅能讓腦袋清晰，還能提升工作效率。

作者：南清貴　譯者：陳惠琦

晨星出版，定價 280 元

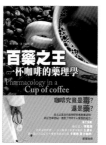

經晨星出版有限公司授權使用

《百藥之王：一杯咖啡的藥理學》

咖啡究竟是毒？還是藥？長久以來疫學研究者抱著疑問，終於在本世紀，揭露了咖啡令人驚異的威力經證實咖啡能預防肝癌、第二型糖尿病、高血糖、降血壓、帕金森氏症…等疾病。

作者： 岡希太郎　譯者：李毓昭

晨星出版，定價 200 元

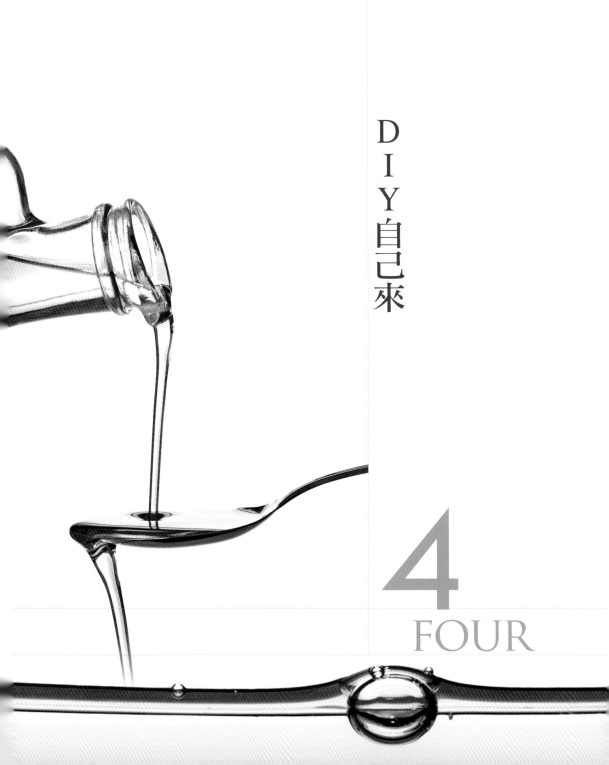

DIY自己來

4
FOUR

花漾優酪乳

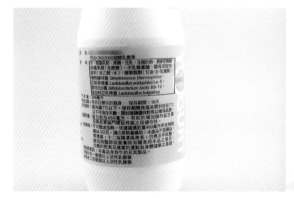

　　這次市調的結果跟我想的一樣，大部份的人都有吃優酪乳的好習慣，大家都相信這種益生菌的發酵物對腸道有益。可是會在家自己 DIY 的很少，在中華大學少到只有 5% 在聽完講座之後，有很多人有興趣想學習如何 DIY 優酪乳。

　　請看某健字號優酪乳的成分：生乳、全脂奶粉、脫脂奶粉、甘油（以上都含有油脂），其他還有果膠、澱粉、香料等還有 6、7 種以上的化學成分。這樣的優酪乳，你敢吃嗎？

自製優酪乳的好處

1. 物美價廉又健康。
2. 成分單純，不像市售優酪乳有雜七雜八的油脂成分。
3. 掌控食材，不需要增稠劑、香料等添加物。
4. 享受發酵完成，收成那一刻的成就及喜悅感。（我最喜歡那種 Fu）
5. 可以研發不同的吃法，享受餐桌上不同口味的感食樂趣。
6. 優酪乳的黏稠度由奶粉的量決定，不必如市面上的商品要添加增粘劑，果膠或澱粉。
7. 市面上可以買到有機的無糖或微甜白豆漿或黑豆漿，也可以買到有機的奶粉。添加奶粉的優酪乳比較濃郁。

　　優酪乳黏稠度的關鍵，取決於奶粉的量及豆漿所含有卵磷脂的乳化作用。

自製優酪乳

材料：

鮮奶、無糖豆漿、發酵菌粉一包、全脂奶粉（牛或羊）

有下列幾種配方：

鮮奶 700cc、發酵菌粉一包。

鮮奶 350cc、無糖豆漿 350cc、發酵菌粉一包。

無糖豆漿 700cc、全脂奶粉（牛或羊，也可各一半）三大湯匙、發酵菌粉一包。

　　以上三種方法任選，在 等於體溫的溫度下均勻攪拌，置於容器後放入發酵器或節能鍋裏，發酵 6 ～ 8 小時。

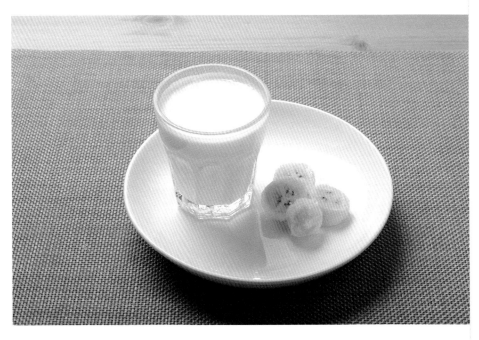

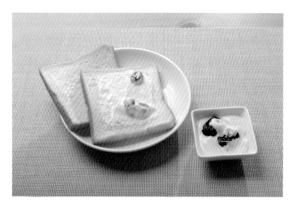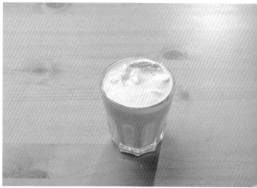

　　優酪乳除了含有益生菌及其發酵物外，還有發酵過後容易消化的三大營養素。如果搭配不同的保健食材同步發酵，則美味、功能都有相乘的效果。我習慣選擇果乾、味噌、納豆、泡菜、巧克力、薑黃、椰奶、咖啡、根莖汁等素材，餐桌上的花樣很多，美其名為花漾優酪乳。

　　我特別喜歡花漾優酪乳 3 合 1，也非常自豪這項創意，常常想是否能去申請配方專利？下面還有其他優酪乳的搭配法，列舉我個人的玩法供讀者參考：

1. 將煮好或是沒吃完的魚、肉置於不同容器的優酪乳裏一天以上，風味特別佳。我們在神采飛揚長青協會經常將蒜泥白肉置於優酪乳裏一天，吃過的人都說讚。

2. 甜的水果如哈蜜瓜，沾食韓國泡菜優酪乳，融合甜、微辣、微辛的滋味，是我的最愛。

3. 將小黃瓜切絲、番茄切片，置於不同口味的優酪乳。

4. 亞麻仁油加上於優酪乳，是提名七次諾貝爾獎，知名的德國生化醫學家巴德維的配方。食用時可灑些現磨的亞麻仁籽粉，趁機攝取珍貴的木酚素。

5. 將有機根莖汁融合於（6）的配方裏，搭配一份水果，一直是我最推薦的早餐，早餐後到外面 曬太陽，讓陽光裏的電子與亞麻仁油裏的電子互動，美稱為陽光早動飲。

6. 把橘子瓣置入優酪乳，融合溫熱的根莖汁，淋上少許亞麻仁油或各種調和油。

7. 自製果醬加亞麻仁油再與各種不同口味的優酪乳，隨意融合，做為不同口感及效果的沙拉淋醬或食物沾醬，你的餐桌永遠不單調。

花漾優酪乳 3 合 1

材料：

無糖豆漿 700cc、全脂奶粉（牛或羊，也可各一半）三大湯匙、發酵菌粉一包、綜合果乾少許、納豆半盒、味噌一湯匙、韓國泡菜一小把

步驟：

1. 將前述自製優酪乳的配方混合後，分裝於三個約 250 ～ 300 ml 的玻璃瓶。
2. 依序置入三種不同的食材，放置於節能鍋裏。
3. 加入 50 度左右的溫水，水的高度約在瓶子的 80%。蓋上鍋蓋後，置於外鍋中發酵 6 ～ 8 小時。

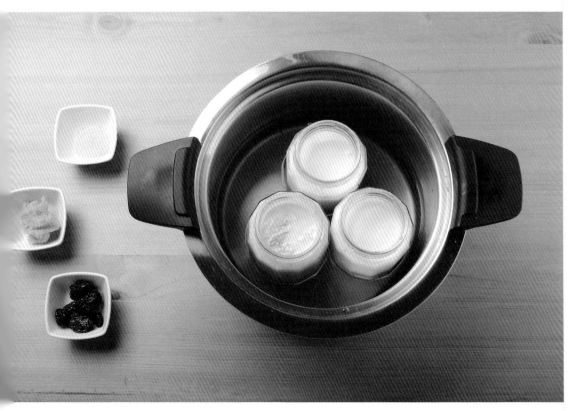

亞麻仁油優酪乳

材料：

亞麻仁油約 15ml、自製優酪乳 200ml

步驟：

1. 把亞麻仁油與自製優酪乳混合均勻。
2. 加入現磨的亞麻仁籽。

亞麻仁油優酪乳麵包塗醬

材料：

亞麻仁油約 15ml、自製優酪乳 200ml、現磨的亞麻仁籽粉、蜂蜜少許

步驟：

1. 把亞麻仁油與自製優酪乳混合。
2. 加入現磨的亞麻仁籽粉與蜂蜜，攪拌均勻。
3. 抹上麵包。

薑黃肉桂優酪乳

材料：

薑黃一茶匙、肉桂半茶匙、椰棕糖半茶匙、無糖有機豆漿、有機奶粉兩湯匙、發酵菌粉一包

步驟：

1. 將約 600 cc 的無糖有機豆漿隔水加溫至 35 ～ 40 度（用手指測溫約等於體溫）。
2. 攪勻以上所有的素材，置入發酵器或節能鍋，發酵 6 ～ 8 小時。

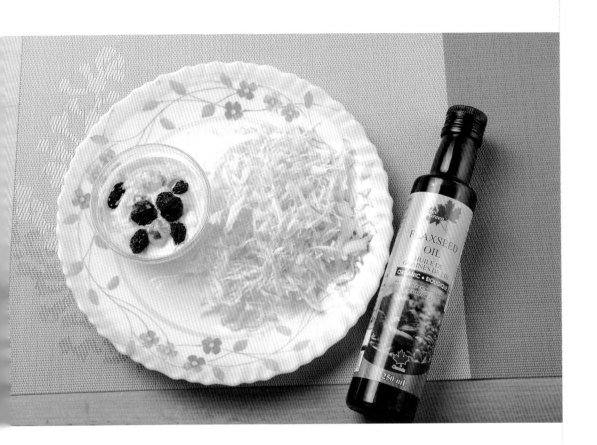

早餐巴德維

材料：

亞麻仁油約 15ml、自製優酪乳 200ml、有機根莖汁 50ml、當季水果（或果乾）

步驟：

1. 把亞麻仁油與自製優酪乳混合均勻。
2. 加上有機根莖汁、果乾，佐以當季水果。

說明：

1. 以上任何配方食用時，可灑些現磨亞麻仁籽粉或芝麻粉，以增添風味及效果。
2. 亞麻仁油融合於自製的無糖優酪乳是七次提名諾貝爾獎，德國生化醫學家巴德維的知名配方。
3. 〈早餐巴德維〉目前流行於有機食品界，吃完早餐後，到外面曬朝陽，讓陽光的電子與亞麻仁油裡的電子互動，業界稱為陽光療法，廣受歡迎。

椰香好料理

椰香蔥油餅

材料：

中筋麵粉 750g、水 500cc、蔥花 50g、椰子油 100cc、鹽適量

步驟：

1. 將 4 碗中筋麵粉放入盆中，另一碗乾麵粉備用（調拌用）
2. 慢慢倒入 500c 冷水（2/3 熱水 1/3 的比例水），攪拌成麵糰狀。
3. 放入酌量的乾麵粉，邊加邊揉使麵糰逐漸形成，直到變成 QQ 軟軟的麵糰，蓋上濕毛巾放置 20 分鐘。（醒麵動作）
4. 將醒好的麵糰放在檯面上，撒些乾麵粉（防沾黏），用雙手揉麵糰 10-20 分鐘（像搓衣物般），越久越 Q 彈。縱橫揉好後放置。（二次醒麵動作）
5. 分成 5 小份。取其一麵糰 成一張直徑 30 公分大小的薄圓餅。
6. 撒少許的鹽抹勻，再淋上 10cc 椰子油抹勻後，撒 10 g 的蔥花抹勻，捲成長棍狀。再將其捲成花捲般的麵糰（記得頭尾捲在底下）靜置在旁。接著做其他餅麵糰。
7. 將做好的麵糰 成一張直徑 20 公分大小的圓形。
8. 備一平底鍋放入少許的椰子油熱鍋。將麵餅放入鍋中以中小火煎烤（需蓋上鍋蓋）。當兩面均呈現金黃色時，就可起鍋，切塊裝盤。

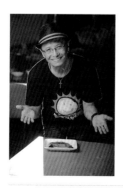

大衛老師到你家，HOME PARTY
〈健康吃，輕鬆學〉預約專線 **0939149967**

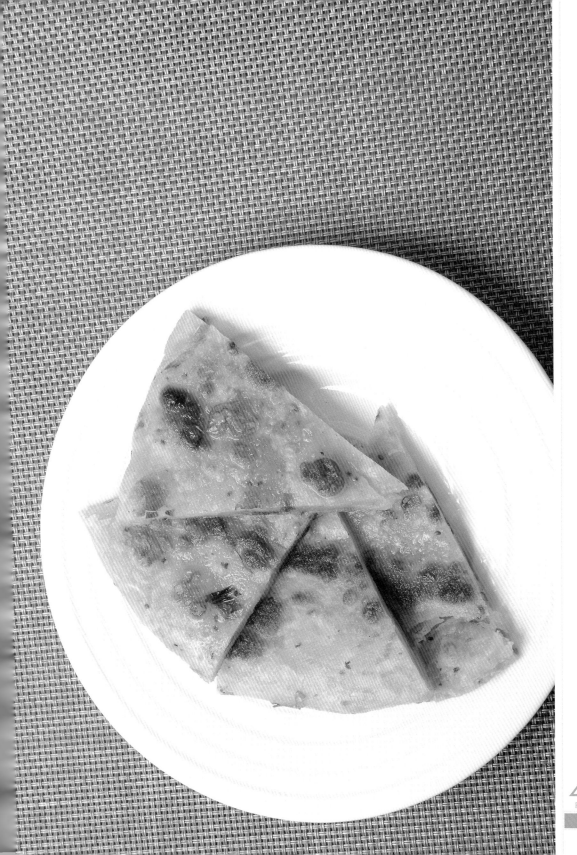

椰香燕麥粥

材料：

有機燕麥片一小把、椰子油 15 ml

作法：

1. 有機燕麥片半碗，加熱水至碗的八分滿，置入電鍋加熱（外鍋一杯水），
   或用節能鍋小火加熱，水滾後置入節能外鍋。

2. 繼續悶燒十分鐘，讓燕麥的可溶性纖維滲透出來。（包裝上即沖即溶的
   方式，無法滲出可溶性纖維）

3. 趁熱酌量融入椰子油，即可當早餐享用。

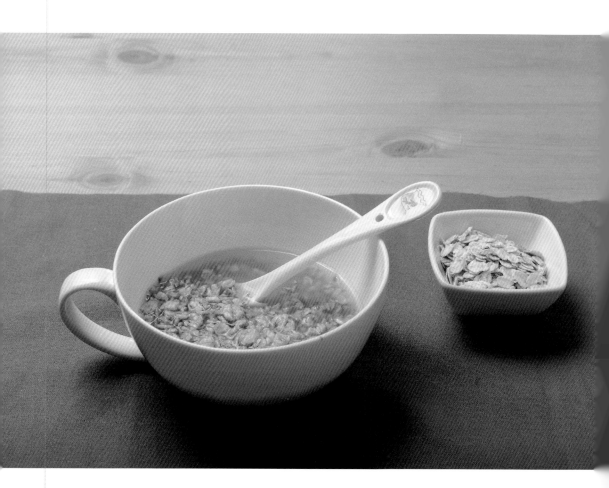

薑黃番茄粥

材料：

煮好的薑黃飯半碗、中型番茄一顆切片、椰奶 50ml、水 50ml、椰子油 15ml

步驟：

1. 將上述食材置入高腳碗。
2. 置於節能鍋隔水燜煮。
3. 鍋水煮沸後，關火，置入外鍋燜煮約十分鐘。
4. 食用時，融入椰子油，攪拌享用。

椰香爆米花

材料：

椰子油一湯匙、爆米花專用玉米粒一把、鹽少許。

步驟：

1. 將以上材料置於節能鍋內，攪勻後蓋上鍋蓋。
2. 開小火，聽見鍋內跳舞聲後，關火，將節能鍋移至外鍋。
3. 靜待約 5 分鐘後即可享用。

椰香沙拉麵包塊

材料：

土司麵包三片、椰子油 15 ml

步驟：

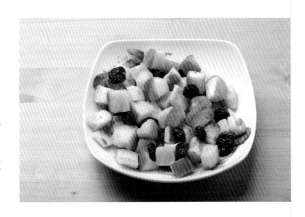

1. 椰子油置入節能鍋內。
2. 土司麵包切小塊後，置入鍋內。
3. 將上述食材攪拌後，開小火，蓋好鍋蓋，燜燒約 5 分鐘。
4. 冷卻後冰箱保存，酌量佐以沙拉享用。

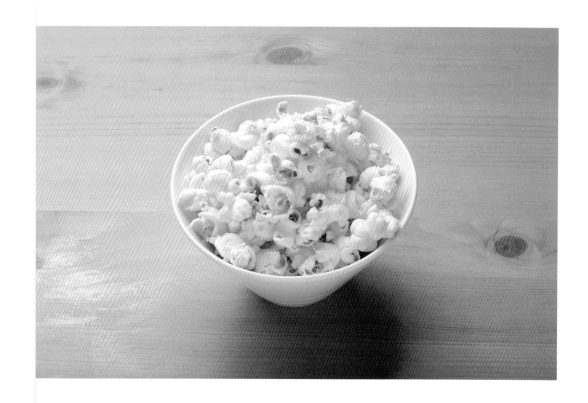

蔥蒜香爆米花

材料：

蔥蒜油一湯匙、爆米花專用玉米粒一把、好鹽少許。

步驟：

1. 將以上材料置於節能鍋內，攪勻後蓋上鍋蓋。
2. 開小火，聽見鍋內跳舞聲後，關火，將節能鍋移至外鍋。
3. 靜待約 5 分鐘後即可享用。

市售某卡牌爆米花的成分：

玉米粒，砂糖，麥芽糖漿，奶油，麥芽糊精，鹽，卵磷脂，奶粉，奶油香料。

椰香巧克力醬（有兩種做法）

（A）

材料：

椰奶 200 cc、純可可粉 2 湯匙、奶粉 2 湯匙、椰棕糖 1 茶匙、蘋果膠 2 包

步驟：

1. 將以上素材（蘋果膠除外）攪勻，置於節能鍋溫熱。

2. 溫熱後，連同蘋果膠，置於調理機攪拌成濃汁，裝瓶或置入帶有蓋子的玻璃碗，置於冰箱凝結成巧克力醬。

（B）

材料：

椰子水 200cc、72% 黑巧克力 1 條、奶粉 1 湯匙、蘋果膠 2 包

步驟：

1. 將黑巧克力撕片置入於椰子水的杯子裡，置於節能鍋隔水加溫，讓巧克力溶化。

2. 攪勻巧克力椰子水，與奶粉、蘋果膠同置於調理機攪拌成濃汁，裝瓶或置入帶有蓋子的玻璃碗，置於冰箱凝結成巧克力醬。

說明：

可直接沾食沙拉、餅乾、麵包、水果或沖泡巧克力（豆漿，牛奶）。

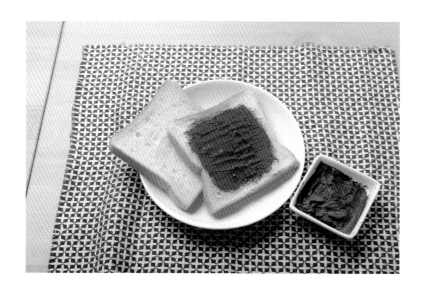

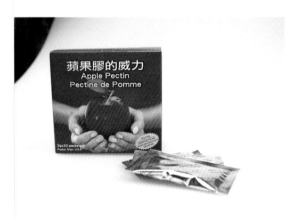

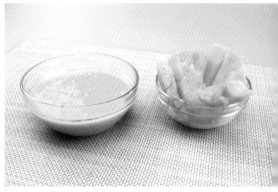

椰奶醬

材料：

椰奶 200cc、椰棕糖 1 茶匙、奶粉 2 湯匙、蘋果膠 2 包

步驟：

將以上材料置於調理機攪拌成濃汁，裝瓶或置入有蓋子的玻璃碗，冰箱凝結儲存。

說明：

可直接沾食沙拉、餅乾、麵包、水果等或沖泡拿 （咖啡，紅茶）。

低昇糖（G.I）指數無糖果醬

材料：

蘋果膠 2 到 3 包、少許檸檬汁、當季水果

步驟：

1. 選擇當季水果並蒸熟，讓果肉裏的果膠與果汁滲出來。

2. 在調理機內，攪和蘋果膠，少許檸檬汁、攪拌成濃汁。

3. 置於有蓋子的玻璃瓶或碗，儲存於冰箱。

說明：

1. 使用當季的任何水果。

2. 不添加糖、增粘劑、澱粉、香料、色素、防腐劑等。

3. 蘋果膠二包或三包，依各人對濃稠度的喜愛。

4. 酌量製作、多樣化、享受各種不同水果的口感及風味。

5. 適用於塗醬、沙拉醬（可攪勻油醋，自製優酪乳）。

6. 低昇糖（G.I）製作、糖尿病者可酌量食用。

生命的調味：薑黃

　　薑黃最近很紅，抗老醫美權威裴禮康在其名著《永保青春：新陳代謝飲食法》，美稱肉桂和薑黃為生命的調味。

　　書內特別強調薑黃所含的薑黃素，在預防和治療癌症上擁有潛在的實效。 薑黃的抗氧化作用，也被認定有助於預防失智症。

　　親朋好友都知道我隨身攜帶一種露營時裝調味料的瓶子，裡面就有肉桂、薑黃、還原鹽，隨時有機會如吃水果、甜點、喝咖啡時，就會酌量灑一些享用。這個好習慣，來自於閱讀及推薦上述這本書的心得。

　　薑黃的用途很多，我特別鍾愛椰香咖哩濃湯，椰香薑黃飯及其衍生變化的花漾料理。

薑黃好調味

椰香咖哩濃湯

材料：

椰子油 1 茶匙、椰奶 50cc、薑黃半茶匙、咖哩粉半茶匙、蘋果汁 100cc、
蘋果膠 1 包

步驟：

1. 將蘋果汁與蘋果膠，在調理機攪拌成濃汁。
2. 將濃汁加上 350 cc 的水再溶入椰奶、薑黃、咖哩粉、椰子油，小火煮成
   濃湯。

說明：

1. 可添加已經蒸熟的胡蘿蔔或馬鈴薯
2. 薑黃與咖哩粉的分量視各人口味，可以調整。
3. 兩人份約 500cc

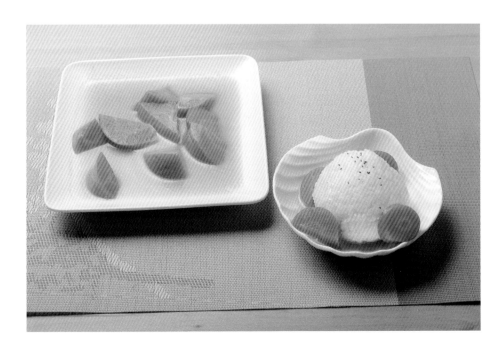

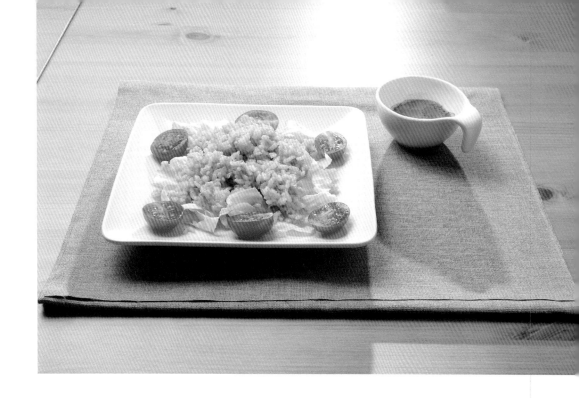

花漾番茄薑黃飯

材料：

中型番茄一顆、蔥蒜油（或調和油）少許、椰香薑黃飯半碗

步驟：

1. 把番茄蒸熟並壓碎後，淋上少許蔥蒜油（或調和油），置於高腳碗上。

2. 蓋上若干取自冰箱的薑黃飯，置於充滿剛煮沸熱水的節能鍋。隔水加熱，
   靜置約 25 分鐘後，攪拌享用。

椰香薑黃飯

材料：

薑黃、咖哩粉、椰子油、椰奶、白飯

步驟：

在煮飯時隨意置入薑黃、咖哩粉、椰子油、椰奶。

說明：

當天吃剩的飯，置於冰箱冷藏，做為花漾薑黃飯的基底飯。

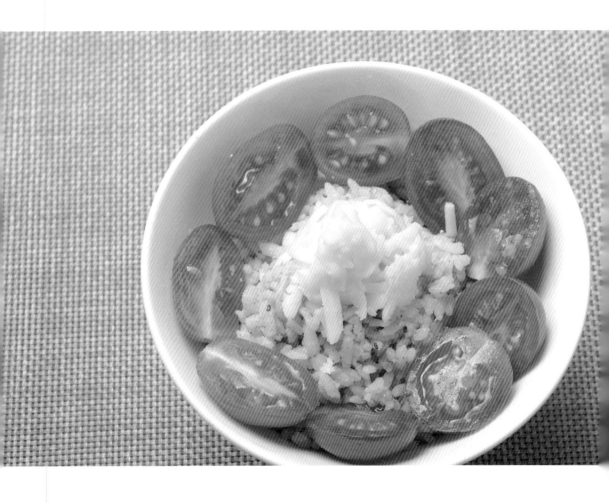

花漾番茄莫札瑞拉薑黃飯

材料：
花漾番茄薑黃飯、莫札瑞拉起司
步驟：
1. 把莫札瑞拉起司酌量放在花漾番茄薑黃飯上。
說明：
番茄（富含茄紅素）的抗氧化植化素，搭配薑黃，口味，效果都兼具相乘效果。

花漾胡蘿蔔薑黃飯

材料：

椰香薑黃飯、胡蘿蔔少許

步驟：

1. 將胡蘿蔔若干，置於薑黃飯上。

2. 置於充滿剛煮沸熱水的節能鍋。

3. 隔水加熱，靜置約 25 分鐘。

說明：

1. 胡蘿蔔（含胡蘿蔔素）的抗氧化植化素，搭配薑黃不但口味，效果兼具相乘作用。

2. 享用時可搭配咖哩椰香濃湯。

薑黃肉桂茶（一人份）

材料：

薑黃一茶匙、肉桂半茶匙、椰棕糖半茶匙

步驟：

將以上素材融入 250 cc 的熱開水。

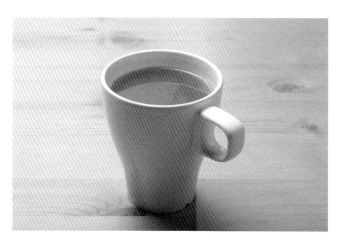
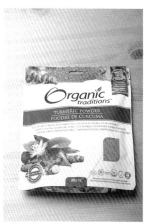

鍋具要講究：食物不沾鍋，低溫蒸食烹調

 節能燜燒鍋是利用燜燒的熱流，讓食物在沒有熱源的情況下繼續燜熟，可以節省能源，可以煮飯、湯及做各種料理。我除了煮飯外，大部份用於做優酪乳或是回溫取自冰箱的冰冷食物。

節能燜燒鍋

內鍋：

　　特殊鋼材及結構，導熱快速，以中小火即可完成烹煮，火源關閉後，熱流持續運轉，維持鍋內食物溫度。

外鍋：

　　特殊保溫材料及結構，保持內鍋溫度，食物持續蒸熟。

　　內鍋、外鍋共同發揮保溫的相乘效果，得以實現食物不沾鍋的低溫蒸熟烹調。

節能悶燒鍋的好處

1. 隔水烹煮時，不必洗鍋。
2. 食材不沾鍋，隔水烹煮時，可以控制溫度。
3. 低溫蒸食，避免油脂氧化。
4. 廚房沒有油煙。
5. 節約能源，時間。
6. 不必守在鍋子旁（離開廚房）。
7. 不必要為了怕食物沾鍋，刻意花錢去買不沾鍋的鍋具。

鍋具表面的素材也是食安的一種，即食物接觸面鋼材的品質（含不沾鍋的塗料），品質不好的在烹調的過程，可能會釋放一些不利於身體的物質。

50度清洗食材

好處：

1. 比用冷水沖洗得較乾淨。

2. 沖洗肉類時（含魚肉），得以將附著在表面的血絲洗掉（沒有洗掉時，烹調時會有白色的渾濁物，所以日本人吃魚或肉的火鍋時，不喝渾濁的湯）。

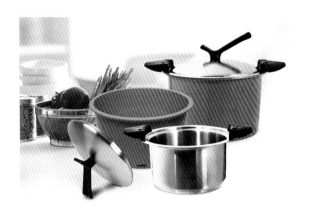

3. 生食（沙拉）時，心安理得。

4. 放置於冰箱的菜，不容易枯萎，保鮮的時間較久。

5. 縮短烹煮時間。

溫菜與冷菜（沙拉）

　　餐桌上最好能同時有溫菜與冷菜（俗稱沙拉），用50度清洗的菜（含芽菜），放置於冰箱約半小時後，特別清脆多汁，筆者的習慣沙拉菜食用葉菜的梗（葉片煮溫菜）及芽菜。

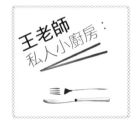

葉菜兩吃

　　葉片做溫菜,梗部做冷菜。

沖洗法:

1. 有梗的菜(如青江菜,小松菜),葉梗交接處撕開,用過濾水沖洗兩次次後,梗的部分用 50 度左右的過濾水浸泡約 3- ～ 5 分鐘瀝乾後,置於冰箱(可保鮮一星期)。

2. 葉片的部分如果馬上要煮,不一定要用 50 度的水浸泡。

3. 芽菜洗法同上。

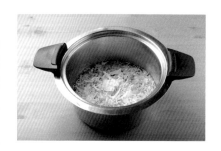

 高麗菜兩吃:高麗菜細切,沖洗法如上,靠近內部較粗的部分做為溫菜用,其餘做為沙拉菜。

溫菜三合一

　　含葉類如高麗菜,青江菜,菇類如金針菇,根莖類如胡蘿蔔絲,番茄等隨意搭配。

1. 將三合一菜置於凹形盤中,酌量淋上蔥蒜系列調合油(不含亞麻仁油),灑些好鹽,置於內裝過濾水的節能內鍋(水約盤子高度的一半),蓋好蓋子。

2. 小火將水煮沸,關火。

3. 將內鍋置入外鍋,燜煮約十分鐘。

說明:

1. 內裝沸水的內鍋可置入冷水,調成約 50 度,沖洗食材。

2. 內鍋的食物取出後,冰箱內冰冷的飲料,食物可乘機置入,隔水溫熱。我習慣置入根莖汁及冷水,溫熱後,前者做為湯品,後者做為飯後漱口刷牙用。

3. 溫菜三合的種類叫隨意調配,進食時搭配沙拉菜,根莖汁,輕易吃到天天五蔬果以上。

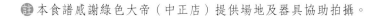 本食譜感謝綠色大帝(中正店)提供場地及器具協助拍攝。

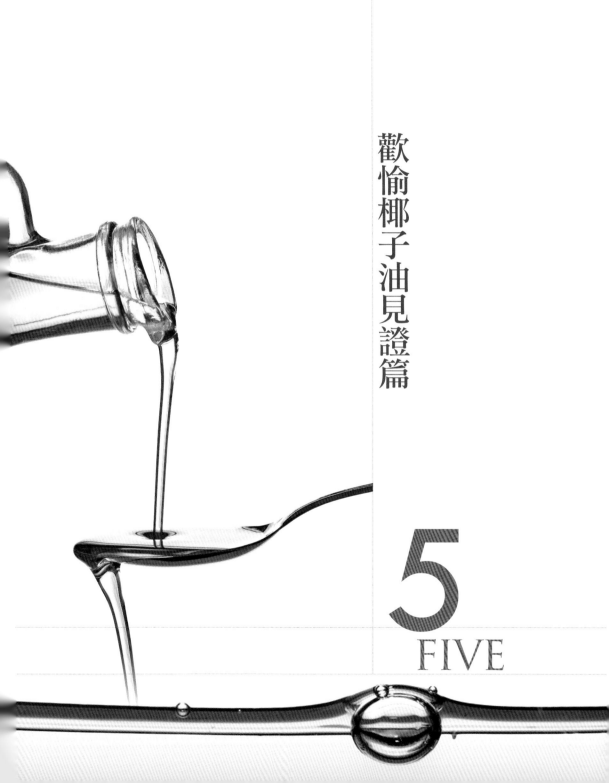

歡愉椰子油見證篇

5
FIVE

椰子油漱口，可治牙齦出血

　　說到椰子油的奧秘，不外乎就是「中鏈脂肪酸」（medium-chain fatty acid）與其轉換後的「酮體」（ketones）。如果能掌握這兩個關鍵重點以及他們的延伸意義，椰子油的秘密就解開了。椰子油相關的書籍、文獻中，我最喜歡的一本是 Mary T. Newport, M.D. 所寫的「Alzheimer's Disease-What If There Was a Cure?： The Story of Ketoncs」《阿茲海默症有救了？酮體的故事（暫譯）》，我目前用心的在譯成中文。

　　強烈推薦對阿茲海默症、椰子油、中鏈脂肪酸有興趣的人看這本書。據說我爸爸高中的同學用椰子油煎蔥油餅，改善了他媽媽的失智症，就是因為看了這本書。

　　日前有很多實驗結果都證實，中鏈脂肪酸能「越過」肝臟轉換酮體這個階段，直接提供 ATP 能量分子給腦細胞。這個理論也同時解釋了為何在某些肝臟酮體轉換不足的阿茲海默症或類似症狀病患身上，中鏈脂肪酸的攝取仍有助於病情的改善。這些實驗同時也顯示出，有感染或發炎的狀況會降低酮體的新陳代謝，並解釋了為何某些人在服食椰子油或中鏈三酸甘油脂後病情沒有改善。

　　我平時也有用椰子油油漱的習慣，一天早晚二次。我按照《油漱療法的奇蹟》一書作者的推薦，使用本身就具有殺菌，制病毒作用的椰子油，這真是非常好的建議，椰子油質地不似橄欖油濃稠、味道清香，長時間油漱後的感覺不油膩、更是讓整個口腔充滿椰香。

　　長期抽菸的我，也因為油漱而牙齦停止出血了；並在約一個多星期的時間後，口腔左側內膜的粗糙區塊，整個消失，恢復成跟其他口腔內膜一樣的光滑、細緻，之前偶爾會產生的血泡，至今也從未再發生過。這樣的

結果，除了印證「油漱療法的奇蹟」中理論與案例外，讓我更是心甘情願的持續每天二次的油漱，也讓人不得不信服椰子油的神奇功效！

椰子油專家

美國哥倫比亞大學法律專業博士

王耀慶

椰子油外敷內用兩相宜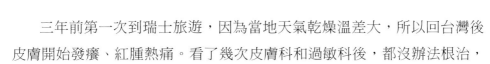

　　三年前第一次到瑞士旅遊，因為當地天氣乾燥溫差大，所以回台灣後皮膚開始發癢、紅腫熱痛。看了幾次皮膚科和過敏科後，都沒辦法根治，只要天氣一變化就發作，眼眶、臉頰、嘴角經常都是紅腫發炎。

　　因為從事廣播醫療相關工作，所以很多中、西醫或自然能量醫學的醫師與專家也提供不同的醫療經驗協助我，但都無法緩解我皮膚經常發炎、紅腫熱痛的痛苦。

　　直到有一次王康裕老師來節目錄音談到椰子油的妙用之一，對於皮膚保養有滋潤消炎的效果！

　　抱持著半信半疑的心情，開始在睡前最後一道保養程序後，把初榨椰子油抹在臉上。持續一個星期後，奇蹟出現了！

　　原本紅腫熱痛的眼眶、臉頰開始消退，皮膚也變得光滑細緻，也不會在每次換季時就發作。

　　讓我不得不佩服王康裕老師的推薦，原來椰子油不只能烹飪食用，還能當美容保養品，真是經濟實惠！

中國廣播公司新聞網　心靈的春天節目主持人

丁丁（丁美倫）

5
FIVE

歡愉椰子油見證篇　109

椰子油蔥油餅改善失智

最近，椰子油可以治療失智症的話題，炒得沸沸揚揚。根據世界衛生組織（WHO）的報告顯示，全球失智症患者每年以增加 770 萬人的速度成長，如果統計下來，就是每 4 秒就有一名新罹病者。許多老年人都敵不過失智症的糾纏，好像美國總統雷根和有鐵娘子之稱的英國前首相柴契爾夫人，晚年也罹患失智症。許多專家學者都指出，椰子油是失智症的救星，某大集團的董事長公開表示自己的媽媽吃椰子油煎蔥油餅，改善了失智症的問題。

董事長媽媽喜歡吃蔥油餅，除了為討媽媽歡心，也為了健康，他自己跟媽媽每天食用椰子油。結果，已經失智多年，叫不出小姑婆名字的媽媽，食用椰子油 2 ～ 3 個月後，竟然可以喊出她的名字而且眼神已可聚焦。

董事長以此經驗告訴大家，「失智就是因為養份無法傳輸到腦細胞，而養分必須靠胰島素消化葡萄糖後，才能供應給腦部」，他是看美國學者的一項研究提到：「椰子油當中的中鏈三酸甘油脂（MCT），可以直接提供養份到腦部」。於是，他開始尋找天然無添加的椰子油，每天早上將椰子當奶油塗在麵包上食用。

記得有一部紀錄片「被遺忘的時光」，是以失智症為切入主題，電影中呈現出人與人之間互相關懷與扶持的溫暖畫面，令人鼻酸。失智症會漸漸遺忘掉親近的人、事、物，甚至連最親愛的人也會完全不認識，儘管醫學科技如此發達，目前針對失智症，並沒有良好的治療方法。許多專家學者認為，椰子油可以改善失智症的科學證據尚未完全獲得證實，但是已經有許多實據的案例，發現椰子油可以改善失智症。

美國小兒科專家瑪麗醫師（Dr. Mary T Newport）用椰子油成功的改善了她丈夫的阿茲海默症後，寫下《如果老人痴呆有療方》（Alzheimer's

Disease: What If There Was A Cure?）這本書，裏面就提到她每天早上給她先生吃淋上椰子油的燕麥粥。

美國科學家泰達博士指出，椰子油不只對失智症有效，還能改善帕金森氏症、肌肉萎縮症（ALS）、癲癇症，甚至是自閉症。相信椰子油改善老人痴呆及腦部疾病的證實與研究一定會越來越熱門，椰子油的相關研究也會更加炙手可熱。

失智症的畫時鐘測試

紐波特醫師一邊照顧罹患年輕型阿茲海默症的丈夫，一邊積極的在尋找治療該病的藥物，無意間得知 Accela 公司正以生酮劑 AC-1202 治療阿茲海默症，在申請食品藥物管理局的認同，深入探討後，發現 AC-1202 的成分是中鏈脂肪酸，既然如此，何不讓她先生服食含有豐富中鏈脂肪酸的椰子油？

紐波特醫師趕緊買了椰子油，加在早餐的燕麥片裡，讓丈夫食用。基於實驗精神，她在前一天為丈夫史蒂芬先生實施失智症檢查「簡易智能量表」（MMSE）分數是 14（滿分是 30）。吃完椰子油後四小時重複施測，竟飆升至 18 分！

從那時起，每天紐波特醫師都會固定在吃飯時，餵食丈夫兩大匙半的椰子油。兩個月後，史蒂夫先生的的溝通能力上升，表情開始變的生動起來，症狀有了大幅度的改善。

詳細內容，請參見《失智症的救星！椰子油飲食療法》，第七頁。

為什麼阿茲海默症要吃椰子油？

一般來說，神經細胞是以葡萄糖（血糖）為能量來源，一旦罹患阿茲

海默症，就會無法正常使用葡萄糖。也就是說神經細胞無法獲得能量（缺氧），就會出現各種認知障礙症狀。幸好，神經細胞的能量來源並非只有葡萄糖而已，中鏈脂肪酸在肝臟分解後產生的酮體也能做為能量的來源。

如果神經細胞只是處於缺氧的狀態下，只要獲得足夠的養分，神經細胞就會復活，所以史密夫先生在攝取的當天症狀就有所改善是可以預期的。但是如果神經細胞已經死亡，就另當別論了。

無法用藥物改善的阿茲海默症，藉由椰子油就能夠有改善的機會，不管狀況如何都應該試試看！

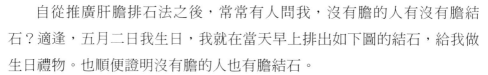

沒有膽的人有沒有膽結石

自從推廣肝膽排石法之後，常常有人問我，沒有膽的人有沒有膽結石？適逢，五月二日我生日，我就在當天早上排出如下圖的結石，給我做生日禮物。也順便證明沒有膽的人也有膽結石。

排肝膽結石者最困擾的難題，是前天晚上一口氣要喝 125ml 的橄欖油，品質好的橄欖油，略帶辛辣味，不是很容易一口氣喝下肚，如果調和一半椰子油，問題就解決了。椰子油的分子量比較小，不油膩，淡淡的椰香沖淡了橄欖油的辛辣味，這個配方應該會博得排肝膽結石者的喜歡。

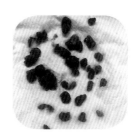

簡易肝膽排石法

◆ 糖化血色素偏高、糖尿病者、懼糖症者，可以用以下兩種方法將蘋果汁減半：

1.500cc 的蘋果汁與一顆蒸熟的蘋果，在調理機攪勻成濃汁。蒸熟過的蘋果含有豐富的果膠，能降低蘋果汁的升糖指數（GI），延緩糖分的吸收。

2. 將 5 公克的纖維粉，溶入 500c 的蘋果汁，攪勻後飲用，也有相同功效。

 我的糖化血色素偏高，不能忍受 1000cc 蘋果汁的糖分，輪流使用這兩種方法，就解除危機了。

◆ 有做咖啡淨化者，膽管容易張開，蘋果汁可以減少到每天 500cc。

◆ 有做咖啡淨化者，第七天的早上，喝完第四份瀉鹽後，可在十點左右，先做一次大腸淨化，這一天的第二次上廁所，就可以很清楚的看到排石的成果。

◆ 第六天晚上喝油時，切忌用乾杯的，一口氣吞下去容易嗆到，建議搭配熱的洋甘菊，慢慢喝完。125cc 很容易吞下，洋甘菊具有鎮靜作用，有助於安眠。

◆ 如果嫌橄欖油太油膩，又有辛辣味，可搭配分子量小，含中鏈脂肪酸的椰子油，以 1:1 的比例融合成 125cc 易於吞食的調和油。（引用《神奇的肝膽排石法》原水出版 王康裕老師 序）

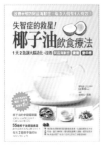

經大樹林出版社授權使用

《失智症的救星！椰子油飲食療法》》

失智症的救星！每 3 人中就有 1 人有效！

日本亞馬遜腦部、失智症類書籍銷售 No.1！

1 天 2 湯匙椰子油，治療＆預防阿茲海默症一次到位！

收錄 55 道椰子油健腦食譜，跟著吃擊退失智症！

作者：白澤卓二／ 達妮拉・史嘉　譯者：黃瓊仙

大樹林出版社，定價 260 元

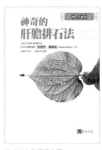

經原水文化授權使用

《神奇的肝膽排石法》

別等到有肝膽疾病才看！

這是你能為自己健康所做的，最重要且最棒的一件事！

最詳盡的肝膽淨化聖經。

◎全球銷售超過 100 萬冊，風靡美國、德國、俄國、巴西、
　西班牙…等十餘國。

◎網友口碑轉載《癌症不是病》作者最具影響力的著作！

作者： 安德烈莫瑞茲　譯者：皮海蒂

原水文化，定價 280 元

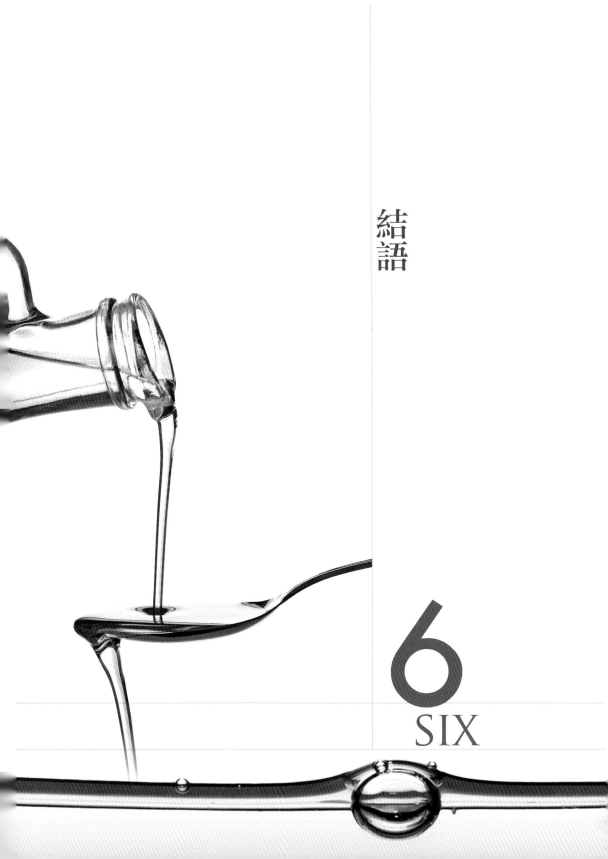

結語

6
SIX

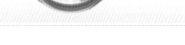

長壽の島的探討

本書完稿時剛好過年來沖繩度假，趁機探討最近有一名日本學者的怨嘆「長壽之島已不復存在。」

讓我們先從食物的通路去探討：

1. 便利商店

除了零星的沙拉外，架上的食物幾乎都是糖化及氧化食物（感覺上比台灣嚴重）。

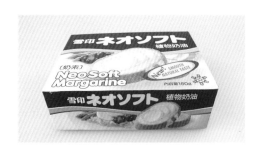

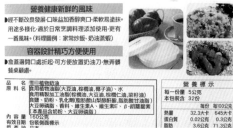

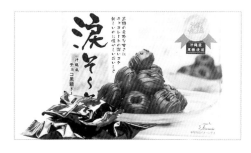

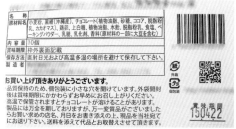

2. 超市

蔬菜、水果很多，但有機的並不多（日本人的有機概念，本來就很淡薄，最近有學者出書《有機蔬菜是騙人的》），架上的垃圾食物跟便利商店差不多，美系的廉價油一大堆，包裝上都強調零膽固醇來掩飾其缺點。

食品業的大財團操縱著人民的健康（比台灣嚴重），架上充滿著各式各樣，名牌的反式脂肪、泡麵、糖化酥脆（日語發音，咖里咖里カリカリ）的零食。

3.伴手禮（零食、速食）店

黑糖是沖繩的特色之一，加工品很多。如某名牌的巧克力，其成分如下：砂糖、乳糖、蛋、反式脂肪、植物油脂、全脂奶粉、脫脂奶粉、香料、食鹽、香辛料，膨脹劑、可可豆 5.2%。就像日本食品加工品的特色一樣，主成分一點點，大部分是添加物。

另外一種早餐水果麥片，所含的主原料外，其他添加物多到數不清，所含的油脂也是含糊不清的植物油脂。

4.餐廳

餐廳的食物大概分為兩種，一是傳統的地方料理如苦瓜洋蔥炒蛋、本地豬腳、豆腐、豆腐乳、海縕菜，二是本地蔬食為主的料理（大部分以自助式供應，一人份約台幣 500 元），這兩種料理，口感及健康形象都不錯，緩和了加工食物的垃圾形象。

沖繩食物雖然美國化比日本本土慢，可是因受美軍託管，美國化的影響後來居上，要恢復戰前的健康品質已經不可能。

本書結束時，剛好在回程的飛機上，用餐時好奇的看甜點的內容，氫化棕櫚仁油，我每次搭華航，用餐時都會看到反式脂肪，上次去曼谷時，分到的是氫化油脂（塗麵包用），所以「在外飲食防不勝防，在家飲食一定堅持好油。」沖繩之旅回味無窮，

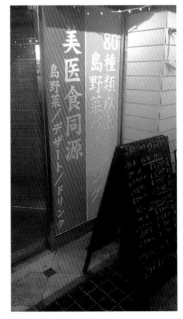

難忘入口即化的豬蹄 及綿密的海鹽霜淇淋。獻給讀者一句話：健康的入門一定要好油，少糖。

感食樂齡椰然自得 重拾優質生活（Quality of bio life）

本人力行細嚼慢嚥，悠然自得多年，親朋好友都知道我曾經有過坐高鐵時，一個便當從高雄吃到台北，被聯合報以半頁刊登的軼事。（謝明哲教授經常以這件事介紹給剛見面的朋友）

我在晶華沙拉吧用餐時，Robin's 總監都會交待服務生給我靠牆角的坐位，以便讓我悠哉的品嚐沙拉吧上的各種美食，我習慣以叉子喝起司洋蔥湯，以感食每一口起司洋蔥的美味，從上桌喝到用餐結束。

我的另一個習慣是用餐時如果邊談公事，一定只吃一半，剩餘的外帶回家，因為一邊用餐，一邊分散注意力，無法提會感食。

最近幫原水文化的新書《不依賴藥物的 27 個健康提案》寫推薦序時，發現到作者宇多川久美子（日本名作家，與我同業是藥師，共同的理念都在推廣不依賴藥物的生活）用感食這兩個漢字（感食是日文，不是中文），來描述慢食，慢活的境界，我恍然大悟，這正是我悠然生活要表達的用語。

去年十月，我大女兒等一批人接受生產力中心的旅費補貼，遠到丹麥去見習當地正在推廣的樂齡活動，上年紀的人如果被稱呼為 old person（老人），即表示身體欠安，身心健康者，應稱謂 aged person（樂齡人），回國後他們到處宣揚這個新觀念，我覺得很有意思，也加入這個行列，獲得神采飛揚、長青協會、老人社區大學等樂齡族的支持。從此我的孩子們不再稱呼我老爸而改叫樂齡爸。

自從投入椰子油的宣導後，大家都知道王老師有一新愛：椰子油，現在廚房用油的一半是椰子油，隨身攜帶小噴嘴（內含椰子油的玻璃瓶），以便淋在咖啡、沙拉上，並隨時用以油漱，維護口腔衛生，按摩及滋潤皮

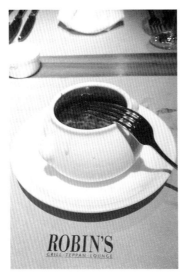
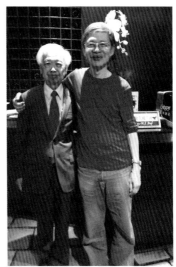

膚，出國旅遊到乾冷地方時最感需要。我想既然椰子油已經融入日常生活，就與我大女兒規劃感食樂齡，椰然自得，重拾優質生活的網站。

本書就以 I am a mature aged person（樂齡人） not an old person（老人）結語，希望上年紀者，退而不休，永遠是樂齡人。

 註

目前以下文做為宗旨正在申請感食樂協會

人體的器官以口腔（含牙齒，牙齦，舌頭，黏膜，唾液腺）與食物的關係最為直接、密切，如果口腔的任何部位有毛病，將影響飲食的口味，口感，即不能感受食物帶來的營養，幸福感，俗稱沒有口福，日本人稱沒有感食，上了年紀的人口腔不健康者很多，如果沒有感食，就會影響到樂 的品質。

本協會的宗旨是協助樂齡族如何維護口腔健康，享受感食樂齡的幸福人生。

反式脂肪的黃昏

二十世紀初期，為了讓植物油穩定、耐高溫、耐存放、不易變質，並增加食物酥脆、滑嫩口感，德國發明了「氫化」技術，卻帶來了反式脂肪這個災難性的產品。由於氫化植物油使用的方便性再加上美國政府的推廣，馬上就擴及了全世界。

然而，這種氫化植物油所含有的反式脂肪，比起動物性飽和脂肪更加危險。《新英格蘭醫學期刊》於 2006 年刊登了一份反式脂肪相關研究總結報告，指出只要攝取極低量的人造反式脂肪，就會大幅提高得冠心病的風險。該研究顯示，美國因心臟疾病而死的人當中，每年有三萬到十萬人可以歸因於食用人造反式脂肪。

丹麥早在 2003 年就限用反式脂肪，禁售含有百分之二以上反式脂肪的加工食品，如今包括加拿大、荷蘭、瑞典、德國、韓國、日本等國都有相關規範。

美國則在 2006 年要求所有包裝食品，不管反式脂肪含量多少都須標示，其中紐約在 2008 年 7 月甚至禁止餐廳使用含有反式脂肪的產品。

2013 年 11 月初，美國食品藥品管理局（FDA）初步決定：將人造反式脂肪從「一般公認安全」的食品添加劑名單中取消。並根據不同食品的情況制定時間表，最終全面禁止反脂肪。此舉敲響了反式脂肪的喪鐘。

2015 年 5 月底，FDA 將要求業者大幅削減反式脂肪（trans fat）使用，僅允許「極有限的例外」，幾乎全面禁用。過去 10 年，業界已減少 85％反式脂肪用量。

我國的衛福部則於 2008 年 1 月起要求國內販售的包裝食品應標示反式脂肪，每 100 公克食品反式脂肪若逾 0.3 公克，無論是天然或人造的都必須標示清楚，若每 100 公克含量 0.3 以下，可標示為 0，但並沒有禁止

反式脂肪食品。

　　現在許多的國家都意識到反式脂肪對人體有害，也對此做出了一些限制，但台灣還沒有相關法規可以阻止廠商使用反式脂肪，我們只能在自己購買食品的時多加注意，避免毒從口入。

彩色快溫鍋 22cm

① 鍋底採最新包覆式精鋼打底層設計不翻翹 不脫落

② 雙層保溫鍋蓋與外殼設計，阻絕溫度流失

③ 高密度鍋緣設計，封存食物美味不流失

④ 18/10高級不鏽鋼

⑤ 4-6小時，保溫、保冰、保新鮮

⑥ 鍋蓋手柄設計，可以立跨鍋柄上或平放桌面，美觀不髒汙桌面

⑦ 蔬菜無水烹調，燉燜濃縮食物精華

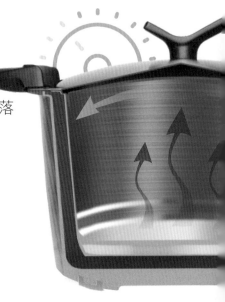

kitchen Life Is Full Of Color

SGS 無毒檢驗合[

armada

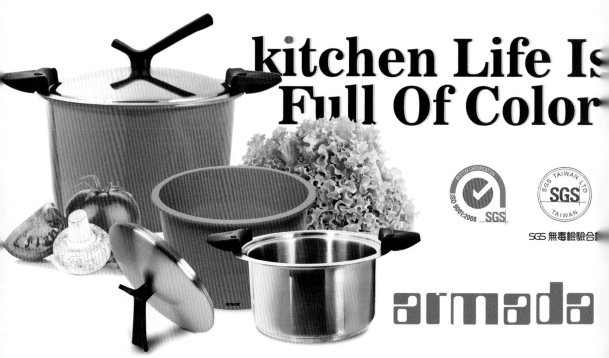

armada快溫鍋有色彩奪目的彩色外殼，讓廚房跟餐桌變得生動活潑不再冰冷無趣，集納各種巧思設計、卓越不凡的精緻工藝，增加食之便利帶給您更多美好的烹調經驗，讓廚房不再只是家中的一處，更是幸福與愛的出發跟依靠！

iTRY 試用情報王 粉絲大募集

婉君最愛 👍

按讚加入粉絲團 好禮送不完

請上 Facebook 搜尋 **f** iTRY 試用情報王 🔍

FREE 超人氣好禮

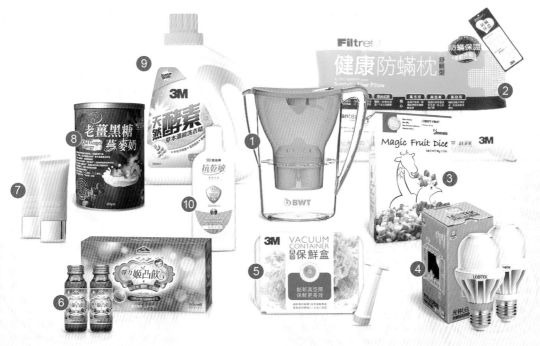

① BWT德國倍世淨水 健康濾水壺
② 3M 健康防蟎枕心
③ CrispyFruit 綜合水果乾
④ LEOTEK 光林LED照明 可變色LED燈泡
⑤ 3M 真空保鮮盒
⑥ 你滋美得 彈力姬凸飲
⑦ SUBHUJA 莎碧嘉 柔膚防護CC霜
⑧ FIT 怡天然 老薑黑糖燕麥奶
⑨ 3M 天然酵素濃縮洗衣精
⑩ 台塩生技 蜜迪膚抗乾敏潤膚乳液

食物營養健康飲食達人 **李馥** /著　中山醫學大學附設醫院營養師 **曹麗燕** /審訂

超簡單69種美白塑身蔬果魔法

強效 逆齡 配方

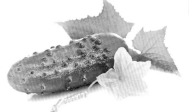

青春永駐的保養祕訣！

天然強效植化素美白塑身蔬果魔法，每天10分鐘，
在家DIY自製即可輕鬆達成的美容、塑身配方。
精確認識24種植化素，93種蔬果飲食和保養的健康密碼！
逆齡面膜・美肌護膚配方，天然無副作用最安全！
不動刀，零風險，就能輕鬆擁有美魔女身材。

定價299元・大喜文化

7天找回青春魅力

塑身美白保養祕訣！純天然強效抗氧化配方

每天10分鐘

見證植化素讓身體青春永駐的奇蹟！

熱情推薦

★ 邱成湦皮膚專科診所 —— **邱成湦** 醫師
★ 舒壓達人工作坊負責人 —— **詹桓宜** 美容師
★ 中山醫學大學附設醫院 —— **曹麗燕** 營養師

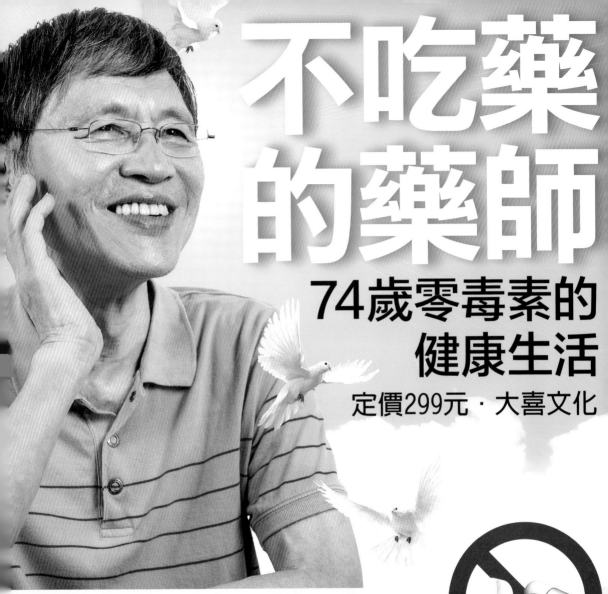

不吃藥的藥師

74歲零毒素的健康生活

定價299元·大喜文化

是藥三分毒！

泉色大帝總教育長
王康裕 自然派藥師

誠心推薦

丟掉藥命的習慣，找回身體自癒力！

以自然療法的理論基礎，潛心研究數十年的獨家健康秘訣大公開。
教你在日常生活中，活用最先進的概念，啟動身體的自我療癒力。
丟掉藥命的習慣，讓身體陪你健康一輩子。

食物營養、健康飲食達人 李馥 —— 著　有機食品專業營養師 張文超 —— 審訂

主婦自救，
超簡單
黑心食品
速驗法

本書提供自救的重要訣竅：

黑心食品試劑速驗法。
辨識食品標籤中隱藏的添加劑、漂白物、塑化劑等秘訣。
避免選購帶有禽流感、口蹄疫、狂牛症等食材的注意要點。
杜絕黑心餐具的妙招，外食族聰明用餐的訣竅。

定價299元 · 大喜文化

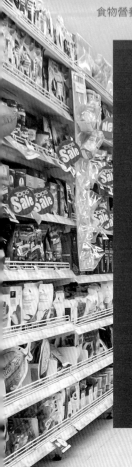

捍衛自己的健康！
增強食品
辨識力的
290個方法

誠心推薦

生機飲食養生專家 ————————	王明勇
綠色大帝總教育長 ————————	王康裕
主婦聯盟環保基金會前董事長 ———	胡雅美
中山醫學大學附設醫院營養師 ———	曹麗燕
生機飲食教父 ————————————	歐陽英
台北醫學大學公共衛生暨營養學院院長 —	謝明哲

（以上按姓氏筆劃順序排列）

LINE@
×
@swj1542b

請先點選 LINE 的「加入好友」然後再利用「ID 搜尋」或
「行動條碼」將官方帳號設為好友吧♪

我們將會不定期的舉辦各種活動，有任何問題或建議
也可以透過LINE與我們聯絡～

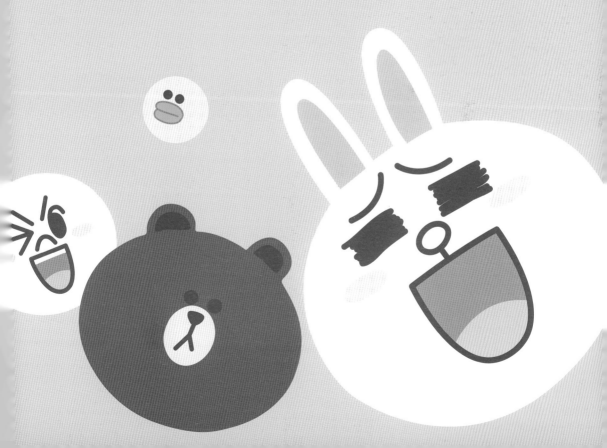

國家圖書館出版品預行編目(CIP)資料

市面上買不到的好油 : 椰子油+亞麻仁油+橄欖油的
超級配方 / 王康裕著. -- 初版. -- 新北市 : 大喜
文化, 2016.10
　面 ; 　公分. -- (綠生活 ; 7)
ISBN 978-986-93623-2-0(平裝)

1.健康飲食 2.油脂

411.3　　　　　　　　　　　　　　105018395

綠生活07

市面上買不到的好油

椰子油+亞麻仁油+橄欖油的超級配方

作　　　者　王康裕

審　　　定　周妙芳

發 行 人　梁崇明

責任編輯　蔡昇峰

出　　　版　大喜文化有限公司

發 行 處　23556 新北市中和區板南路 498 號 7 樓之 2

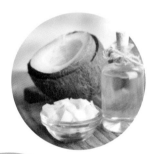

P.O.BOX　中和市郵政第 2-193 號信箱

電　　　話　（02）2223-1391

傳　　　真　（02）2223-1077

E-mail: joy131499@gmail.com

銀行匯款　銀行代號：050，帳號：002-120-348-27
　　　　　　　臺灣企銀，帳戶：大喜文化有限公司

劃撥帳號　50232915，帳戶：大喜文化有限公司

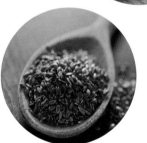

總 經 銷　聯合發行股份有限公司

地　　　址　231 新北市新店區寶橋路 235 巷 6 弄 6 號 2 樓

電　　　話　（02）2917-8022

傳　　　真　（02）2915-6275

初　　　版　西元 2016 年 10 月

流 通 費　新台幣 280 元

網　　　址　www.facebook.com/joy131499

ISBN　978-986-93623-2-0

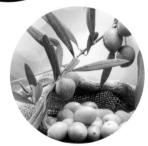